人工智能技术 与医学图像的应用探索

黄俊俊　孙旭锋　胡冬冬◎著

吉林科学技术出版社

图书在版编目（CIP）数据

人工智能技术与医学图像的应用探索 / 黄俊俊，孙旭锋，胡冬冬著 . -- 长春：吉林科学技术出版社，2024. 8. -- ISBN 978-7-5744-1684-0

Ⅰ . R445

中国国家版本馆 CIP 数据核字第 2024B0S336 号

人工智能技术与医学图像的应用探索

著	黄俊俊　孙旭锋　胡冬冬
出 版 人	宛　霞
责任编辑	安雅宁
封面设计	金熙腾达
制　　版	金熙腾达
幅面尺寸	170mm×240mm
开　　本	16
字　　数	176 千字
印　　张	11.75
印　　数	1~1500 册
版　　次	2024年8月第1版
印　　次	2024年12月第1次印刷

出　　版	吉林科学技术出版社
发　　行	吉林科学技术出版社
地　　址	长春市福祉大路5788 号出版大厦A 座
邮　　编	130118
发行部电话/传真	0431-81629529 81629530 81629531
	81629532 81629533 81629534
储运部电话	0431-86059116
编辑部电话	0431-81629510
印　　刷	三河市嵩川印刷有限公司

书　　号	ISBN 978-7-5744-1684-0
定　　价	70.00元

前　言

在科技日新月异的今天，人工智能（AI）已经渗透到我们生活的方方面面，从自动驾驶汽车到智能家居，从个性化推荐系统到虚拟助手。人工智能的潜力远不止于此，它在医疗领域的应用正展现出前所未有的希望与挑战。本书旨在深入探讨人工智能在胃癌早期检测与诊断中的应用，揭示其在这一重要医学领域的研究背景、目的与意义。

胃癌已成为全球性的健康难题，其发病率和死亡率一直居高不下。早期检测与诊断对于提高患者生存率、降低治疗难度和改善生活质量具有至关重要的意义。然而传统的胃癌检测方法，如内窥镜检查和组织病理学检查，往往受限于医生的专业知识、临床经验以及诊断设备的性能，导致诊断结果的准确性和及时性难以得到保证。近年来，随着人工智能技术的迅猛发展，特别是深度学习算法在医学影像处理领域的成功应用，为胃癌的早期检测与诊断提供了新的契机。深度学习技术能够自动从大量的医学影像数据中学习有效的特征表示，进而实现精准的疾病识别和分类。通过将人工智能与医学影像相结合，更加精准、高效地识别胃癌的早期征兆，如微小的病变、异常的组织结构等，从而为患者赢得宝贵的治疗时间。人工智能技术还具有强大的数据处理能力和模式识别能力，能够有效地处理海量的医学影像数据，提高诊断的效率和准确性。通过构建深度学习模型，我们可以实现对医学影像的自动解读和分析，辅助医生进行更准确的诊断决策，从而进一步提升胃癌早期检测与诊断的水平。

本书致力于全面而深入地梳理人工智能在胃癌早期检测与诊断领域的研究进展与应用现状，详细探讨各种人工智能技术的原理、方法及其在胃癌诊疗中的实际应用，分析这些技术的优势与局限，以及它们在不同场景下的适用性和效果。通过本书的系统阐述，为读者提供一个清晰而全面的人工智能在胃癌诊疗中应用的全景图。不仅有助于读者了解人工智能在胃癌诊疗中的最新进展和趋势，还能够为他们在实际应用中提供有价值的参考和指导。本书也旨在为相关领域的研究者和从业者提供有价值的参考与启示。深入探讨人工智能在胃癌诊疗中面临的挑战和问题，提出未来的研究方向和发展趋势。

本书的工作对于推动人工智能在医学领域的更广泛应用具有显著的重要性，通过深入研究和探讨人工智能在胃癌早期检测与诊断中的应用，不仅为相关领域的研究者和从业者提供了宝贵的参考和指导，更为人工智能在医学领域的广泛应用奠定了坚实的基础。

本书的研究还将对胃癌的早期检测与诊断产生深远影响，传统的胃癌检测方法受限于多种因素，如医生的专业知识、经验以及诊断设备的性能，往往难以保证诊断结果的准确性和及时性。而人工智能技术的应用，特别是深度学习算法在医学影像处理中的成功实践，为胃癌的早期检测与诊断开辟了新的道路。通过提高诊断的准确性和效率，人工智能有望显著降低医疗成本、减轻医生的工作负担，并最终使广大患者受益。更为重要的是，本书所探讨的人工智能技术并不仅限于胃癌的诊断。这些技术同样具有应用于其他类型癌症乃至更广泛疾病诊断的潜力。通过借鉴和融合本书所介绍的人工智能技术，我们可以为更多疾病的早期检测与诊断提供新的思路和方法，从而推动整个医疗行业的进步与发展。

目　录

表　目　录

图 目 录

第一章　人工智能技术概述

第一节　人工智能的定义与流派

一、人工智能简介：概念和历史背景

（一）人工智能概念

人工智能（AI）的概念起源于 20 世纪中叶，当时科学家开始探索是否可以创建能够模仿人类思维和行为的机器。AI 的基本思想是开发能够执行复杂任务的系统，这些任务通常需要人类智能，如视觉识别、语言理解、决策制定等。随着时间的推移，AI 的研究和应用已经从基础理论扩展到实际应用，涵盖了学习算法、自然语言处理、机器视觉和机器人技术等领域。AI 的发展经历了多个阶段，最初研究者集中于符号处理和逻辑推理，试图通过规则和算法来模仿人类的认知过程。这种方法在处理复杂、非结构化的真实世界问题时遇到了限制。随着机器学习技术的兴起，特别是深度学习的发展，AI 的应用领域和能力得到了显著扩展。

AI 技术在现代社会中的应用已经非常广泛，在医疗领域，AI 技术被用于疾病诊断、治疗计划制定和患者监护；在金融行业，AI 助力于风险管理、欺诈检测和客户服务；教育领域也见证了 AI 的应用，如个性化学习和自动评估系统；此外，自动驾驶汽车、智能家居系统和在线客户服务机器人等产品和服务也展示了 AI 技术的实际应用。

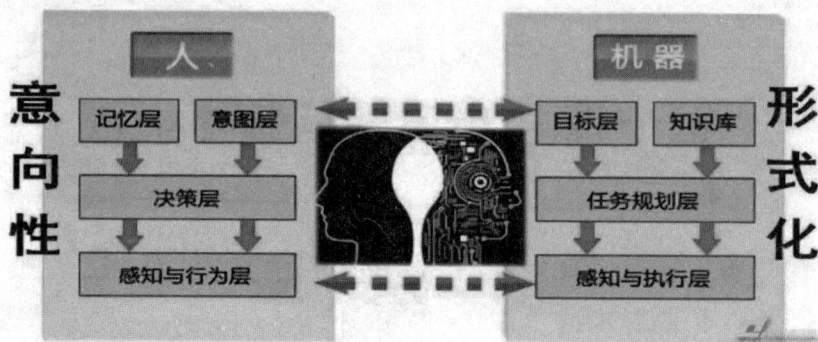

图 1-1　人工智能概念

（二）人工智能历史背景

人工智能（AI）的历史是一段丰富而复杂的历史，跨越了数十年。它始于 20 世纪中叶，1956 年达特茅斯会议等关键时刻，通常被认为是人工智能这个领域诞生的标志。早期的人工智能研究侧重于符号方法和问题解决，从而创建了第一个人工智能程序；20 世纪 60 年代和 70 年代，人工智能取得了重大进展，包括国际象棋等游戏算法的开发，然而该领域在 20 世纪 70 年代末和 80 年代初也经历了第一个"人工智能冬天"，这段时期人工智能研究的资金和兴趣减少，主要原因是期望未得到满足和技术限制；20 世纪 80 年代，随着可以模仿人类专家决策过程的专家系统的出现，人工智能迎来了复兴。这个时代也见证了机器学习的兴起，将焦点从硬编码规则转移到可以从数据中学习的系统；在 20 世纪 90 年代末和 21 世纪初，焦点再次转向数据驱动的方法，这主要是由于数据和计算能力的可用性增加。这个时代标志着深度学习的兴起，催生了计算机视觉、自然语言处理和机器人等领域的突破性应用。

当前人工智能时代的特点是其在各个领域的广泛应用、机器学习技术的重大进步以及关于人工智能伦理和社会影响的持续讨论。人工智能的历史证明了技术的快速发展及其对社会的深远影响。结合实际经验，本文整理具体历史背景如表 1-1 所示：

表 1-1　人工智能历史背景

时间段	主要事件与进展	技术特点与影响
20 世纪 50 年代	达特茅斯会议，AI 领域诞生	符号方法和问题解决，创建了第一个人工智能程序
20 世纪 60—70 年代	游戏算法（如国际象棋）的开发	技术取得重大进展，但开始面临技术限制和期望未满足的问题
20 世纪 70 年代末—80 年代初	"人工智能冬天"，资金和兴趣减少	AI 研究遭遇挫折，但为之后的复兴埋下伏笔
20 世纪 80 年代	专家系统的出现，机器学习的兴起	AI 开始模仿人类决策过程，焦点从硬编码规则转向数据学习
20 世纪 90 年代末—21 世纪初	数据驱动方法的兴起，深度学习的兴起	数据和计算能力的增加，推动了计算机视觉、自然语言处理和机器人等领域的突破
当前	AI 在各领域的广泛应用，机器学习技术的重大进步，AI 伦理和社会影响的持续讨论	AI 技术快速发展，对社会产生深远影响，同时也面临着伦理和社会问题的挑战

二、人工智能的不同哲学和方法论流派

（一）人工智能的哲学流派

符号人工智能，通常被称为老式人工智能（GOFAI），其基础观点是人类认知可以通过符号操作来模拟。该思想流派认为，人类的思维过程和知识可以编码成计算机可读的格式，类似于符号和形式规则。早期的人工智能致力于通过逻辑结构和决策过程来复制人类推理和解决问题的能力，反映计算机处理代码的方式。这种方法为人工智能的早期系统奠定了基础，专注于在计算框架内复制类人思维。符号人工智能的影响是深远的，它提供了结构化的、基于规则的问题解决机制。它极大地影响了专家系统等领域，在专家系统中，逻辑规则和知识库用于模仿专家的人类决策过程。然而符号人工智能的局限性，特别是在处理复杂的现实世界场景（不容易简化为符号和规则）方面的不足，导致了对其他人工智能范式的探索。

连接主义，受大脑神经结构的启发，强调神经网络的作用。神经网络是模仿人脑互连神经元结构建模的系统。这种方法假设智力是由众多简单单元（类似于神经元）复杂的相互作用产生的。它与符号人工智能形成鲜明对比，它专注于模式识别和从数据中学习，而不是预定义的规则和逻辑。连接主义在深度学习的进步中发挥了重要作用，深度学习彻底改变了计算机视觉、自然语言处理等领域。基于神经网络的深度学习模型擅长处理大型数据集、识别模式和进行预测，从而克服了符号人工智能的一些局限性。这种范式转变导致机器处理、理解复杂数据以及与复杂数据交互的方式取得重大突破，使其成为现代人工智能研究和应用的基石。

进化计算，反映了生物进化的过程，使用基于突变、选择和继承原理的算法。在这种方法中，问题的解决方案随着时间的推移而演变，类似于生物体在自然界中的进化方式。该方法对于复杂的优化问题特别有效，传统算法由于解决方案空间的庞大和复杂而陷入困境。进化算法迭代地改进潜在的解决方案，通过类似于基因突变和自然选择的过程来调整和完善它们。这种方法已在各个领域得到应用，从优化工程设计到不断发展的人工神经网络，展示了其在解决复杂动态问题方面的多功能性和力量。

基于行为的人工智能，前提是智能行为产生于实体与其环境的交互，而不是内部预编程过程的产物。这种方法在机器人领域尤其普遍，它强调人工智能系统的开发，通过与周围环境的交互来学习和适应。采用这种范例设计的机器人能够自主导航、根据感官输入做出决策并实时调整其行动。此类系统通常表现出更自然、适应性更强的行为，与生物有机体非常相似。这种向环境驱动的学习和适应的转变标志着摆脱早期人工智能僵化的、基于规则的系统的重大转变，为人工智能提供了一种更具动态性和响应性的方法。

这些流派都对人工智能的发展产生了重大影响，为该领域的多样性和深度做出了贡献。符号人工智能为早期人工智能系统奠定了基础，而连接主义则为机器学习和神经网络开辟了道路。进化计算引入了问题解决策略的新维度，基于行为的人工智能将重点转移到现实世界的应用，尤其是在机器人领域。

表 1-2 人工智能哲学流派

哲学流派	描述
符号人工智能	通常被称为老式人工智能（GOFAI），认为人类思维和知识可以通过符号操作模拟；专注于逻辑结构和决策过程，基础为计算机可读的形式规则和符号
连接主义	受大脑神经结构启发，强调神经网络的作用，认为智力是由众多简单单元相互作用产生的；专注于模式识别和从数据中学习，在深度学习中发挥关键作用
进化计算	反映了生物进化的过程，使用基于突变、选择和继承原理的算法解决复杂的优化问题，通过演化改进解决方案
基于行为的人工智能	智能行为产生于实体与环境的交互，不是内部预编程过程的产物，强调通过与周围环境交互学习和适应，在机器人领域尤其普遍

（二）人工智能方法论

人工智能（AI）的方法多种多样，涵盖广泛的技术和方法，旨在创建具有智能行为的系统，这些方法对于开发跨部门和行业的人工智能应用程序至关重要。

机器学习（ML）是人工智能领域至关重要的方法论之一，它在开发智能系统和应用中发挥着关键作用。

监督学习是一种机器学习方法，其核心思想是从带有标签的训练数据中学习，以使机器能够做出准确的预测或决策。在监督学习中，算法通过学习输入数据与其对应的标签之间的关系，从而能够对新的未标记数据进行分类或回归预测。常见的监督学习算法包括决策树、支持向量机、神经网络等。

无监督学习，与监督学习不同，无监督学习不依赖于标签数据进行训练。它的目标是发现数据中的结构和模式，通常用于聚类和降维等任务。无监督学习方法包括聚类算法（如K均值聚类）和主成分分析（PCA）等，它们有助于数据的可视化和理解。

强化学习是一种与环境互动的学习方式，其中，智能体通过采取不同的行动来实现特定目标，并根据行动的结果获得奖励或惩罚。强化学习的目标是找到一种策略，使智能体最大化累积奖励。这一方法常用于自动化控制和决策制定领域，如自动驾驶和游戏玩法。

迁移学习是了、另一种机器学习方法，它的目标是将一个领域学到的知识应用于另一个相关领域，从而加速学习和提高性能。迁移学习对于数据稀缺或需要快速适应新情境的任务非常有用。

集成学习是一种将多个模型或学习算法组合在一起以获得更强大性能的方法。它可以包括投票、堆叠、Bagging 和 Boosting 等技术，用于减少过拟合和提高模型的泛化能力。

深度学习（Deep Learning，DL）是机器学习领域的一个重要分支，它的出现和发展引领了人工智能的革命，尤其在处理非结构化数据和复杂任务方面表现出色。深度学习使用多层神经网络模型来模拟和解释数据的各种因素。这些多层神经网络被称为深度神经网络，由许多神经元和层级组成，每一层都用于提取不同层次的特征。深度学习强调了层级特征学习，允许模型从原始数据中提取高级、抽象的特征，从而实现更高的性能和准确性。

具体机器学习及其子领域的实施方案可以总结为以下表格：

表 1-3　机器学习及其子领域的实施方案

机器学习方法	描述	主要算法/技术	应用场景
监督学习	从带有标签的训练数据中学习，进行预测或决策	决策树、支持向量机、神经网络	分类、回归预测
无监督学习	发现数据中的结构和模式，不依赖标签数据	聚类算法（如 K 均值聚类)、主成分分析（PCA）	数据可视化、降维、聚类分析
强化学习	智能体与环境互动，通过行动获得奖励或惩罚，寻找最大化累积奖励的策略	动态规划、Q-learning、深度强化学习	自动化控制、决策制定、游戏玩法
迁移学习	将一个领域的知识应用于另一个相关领域	迁移成分分析、深度迁移学习	数据稀缺任务、快速适应新情境
集成学习	组合多个模型或学习算法以提高性能	投票、堆叠、Bagging、Boosting	减少过拟合、提高泛化能力
深度学习	使用多层神经网络模型模拟和解释数据	卷积神经网络（CNN）、循环神经网络（RNN）、长短期记忆网络（LSTM）	计算机视觉、自然语言处理、语音识别

深度学习的关键特点在于层级结构，深度学习模型通常包括多个隐藏层，每一层都负责学习不同级别的特征。这种层级结构使模型能够理解数据的复杂性和抽象性。深度学习模型可以接受原始数据作为输入，通过多个层级直接生成最终的输出，无须手动进行特征工程，这称为端到端学习，简化了任务的流程。深度学习通常需要大量的数据来训练模型，因为多层网络需要大规模数据才能获得良好的泛化性能。这对于处理图像、语音和自然语言等非结构化数据尤为重要。

深度学习的应用领域包括计算机视觉，在图像识别、物体检测、图像生成和图像分割等计算机视觉任务中取得了突破性进展。例如卷积神经网络（CNN）已经成为图像识别的标准方法。自然语言处理（NLP）方面，深度学习在文本分类、情感分析、机器翻译和自动摘要等自然语言处理任务中表现出色。循环神经网络（RNN）和变换器模型（Transformer）是在 NLP 中广泛使用的深度学习架构。语音识别方面，深度学习在语音识别中具有广泛应用，包括语音识别系统、语音合成和语音情感分析。自动驾驶方面，深度学习被广泛用于自动驾驶领域，用于感知、路径规划和决策制定等任务。深度学习模型可以处理来自传感器的大量数据，例如摄像头和激光雷达。医学图像分析方面，深度学习在医学领域中的应用涉及图像识别、病理学图像分析和疾病诊断等任务，为医生提供了更精确的工具。深度学习的成功得益于大量数据、强大的计算能力和高效的训练算法。随着深度学习模型的不断发展和优化，它在各种领域的应用前景仍然广阔，将继续推动人工智能技术的发展和应用。

机器人技术是人工智能的一个重要领域，它旨在开发具有自主执行任务能力的机器人系统。这些机器人可以在各种环境中工作，执行复杂的任务，甚至与人类互动。机器人技术的应用范围非常广泛，包括工业制造、医疗保健、军事、农业、服务业等领域。在机器人技术中，人工智能方法发挥了关键作用，包括计算机视觉，计算机视觉技术允许机器人感知和理解其周围的环境，包括对象识别、场景理解、障碍物检测等任务。计算机视觉使机器人能够在复杂的环境中导航和执行任务。运动控制算法用于控制机器人的运动，包括轮式移动、腿式移动和机械臂操作。这些算法确保机器人可以安全地执行任务并与环境互动。人工智能还允许机器人进行自主决策，根据感知信息和任务要求来规划和执行任务。这包括路径规划、任务调度和协作。机器人需要能够感知其周围的环境，包括使用传感器来获取信息。感知融合是将来自不同传感器的信息集成到一个一致的环境模型中，以支持机器人的任务执行。机器人技术的发展已经带来了许多创新，如自动驾驶汽车、无人机、外科手术机器人和智能家居助手。这些应用改变了各行各业，并为未来提供了无限的潜力。

数据挖掘和大数据分析是人工智能方法论的重要组成部分，它们旨在从大规模数据集中提取有用的模式、趋势和见解，这些方法在现代社会中变得越来越重要，因为大量数据的产生和存储已经成为常态。数据挖掘是指利用统计和机器学习技术来发现数据中隐藏的模式和信息，应用于各种领域，包括市场营销、金融、医疗保健、社交媒体分析等。数据挖掘的任务包括分类、聚类、关联规则挖掘、异常检测等。大数据分析是处理和分析大规模数据集的过程，这些数据集包括结构化数据（如数据库中的表格数据）和非结构化数据（如文本、图像和音频）。大数据分析的目标是从这些数据中提取洞察力，以帮助组织做出决策和优化业务流程。为了进行数据挖掘和大数据分析，需要使用各种工具和技术，包括数据清洗、特征工程、统计分析、机器学习算法和可视化工具。流行的数据分析工具包括 Python 和 R 等编程语言，以及用于大数据处理的工具，如 Hadoop 和 Spark。数据挖掘和大数据分析在多个领域有广泛的应用，在商业领域用于市场调研、客户分析、风险管理等；在医疗保健领域用于疾病预测、药物研发和医疗图像分析；在科学研究中用于探索新的科学发现；在政府和社会领域用于犯罪预测、社交网络分析和政策制定。数据挖掘和大数据分析面临一些挑战，包括数据隐私问题、数据质量问题和计算资源需求。然而，它们也提供了巨大的机会，可以帮助组织更好地理解他们的数据，做出更明智的决策，并在竞争激烈的市场中脱颖而出。

认知计算是一种人工智能方法，旨在模仿人类的思维和认知过程，以便计算机系统能够理解和处理复杂的信息。这一方法结合了多个技术和算法，包括数据挖掘、模式识别以及自然语言处理（NLP）等，以实现自主学习和推理。认知计算的核心思想是使用自学习算法，使计算机能够从数据中学习和改进自己的性能。这些算法可以自动识别模式、提取特征，并根据反馈信息不断调整和优化模型。数据挖掘是认知计算的一部分，它用于从大规模数据集中发现有用的信息和关联。数据挖掘技术可以帮助计算机识别数据中的趋势、异常和模式，从而做出更准确的决策。模式识别是认知计算的关键组成部分，它涉及识别数据中的重要模式和结构。这些模式可以包括图像中的对象、文本中的关键词、声音中的特征等。模式识别使计算机能够理解和处理多种类型的数据。NLP 是认知计算的重要领域，专注于使计算机能够理解、生成和处理自然语言文本。NLP 技术可以用于文本分类、情感分析、机器翻译等任务，有助于计算机与人类之间的自然交互。认知计算可以应用于各种领域，包括语音识别、图像处理、智能机器人、智能助手和自动决策系统。它在医疗保健、金融、教育、交通等领域都有广泛的应用。

道德人工智能是人工智能领域中重要的议题，特别是在 AI 系统越来越多地应用于决策、推荐和自动化任务的情况下。随着人工智能系统的普及，确保这些系统的行为是道德的和没有偏见的变得至关重要。这是因为 AI 系统在金融、医疗、法律等领域扮演着越来越关键的角色，对人们的生活产生深远影响。如果 AI 系统存在偏见或不道德的行为，将导致不公平的结果、社会不平等和伦理问题。偏见问题在 AI 系统中广泛存在，这些偏见来自训练数据中的偏见、算法设计中的偏见，甚至是开发者的主观倾向，这些偏见导致歧视性结果，如性别、种族或年龄偏见。道德 AI 的目标是确保 AI 系统在其决策和行为中遵循伦理准则，尊重个人隐私，不产生歧视性结果，包括确保算法公平性、隐私保护和数据透明性。算法公平性是确保 AI 系统平等对待各个群体，不管其种族、性别、性取向或其他属性，为实现算法公平性，需要重新审查训练数据，避免歧视性标签和偏见。透明度和可解释性是确保 AI 系统道德性的关键，这意味着用户和监管机构应能够理解 AI 系统的决策过程，以便进行监督和解释。许多国家和组织已经开始制定法规和伦理准则，以规范 AI 的使用。这些法规强调了道德 AI 的原则，鼓励开发者和组织遵守伦理准则。

三、人工智能从符号人工智能到现代方法的演变

符号人工智能的兴起可以追溯到 20 世纪中叶，它的主要特点是将智能行为视为符号操作的结果。这种方法认为人类智能可以用形式化的逻辑规则和符号表示来描述和模拟。在这个时代，研究人员主要专注于使用专家系统和规则引擎来解决问题。专家系统可以模拟医生的诊断过程，基于规则和知识库提供建议。20 世纪 80 年代和 90 年代初，连接主义和神经网络的概念重新引入了人工智能领域，受到人

脑神经元连接的启发，强调了从数据中学习的重要性。神经网络的发展使得计算机视觉、语音识别和自然语言处理等领域取得了显著进展，LeNet 和 AlexNet 等卷积神经网络模型在图像分类任务中表现出色。随着数据量的增加和计算能力的提高，机器学习方法成为 AI 领域的焦点。机器学习侧重于使用数据来训练模型，以便系统能够从经验中学习和改进。监督学习、无监督学习和强化学习等机器学习方法取得了显著的成功。支持向量机（SVM）在分类问题上表现出色，而深度强化学习被用于开发自动驾驶汽车和玩游戏。深度学习是机器学习的一个分支，其主要特点是使用深层神经网络来提取高级特征。这一方法的兴起得益于大规模数据集和图形处理单元（GPU）的可用性。深度学习在计算机视觉、自然语言处理和语音识别等领域取得了突破。卷积神经网络（CNN）和循环神经网络（RNN）被广泛应用于图像处理和自然语言理解。现代 AI 方法将各种技术综合应用包括深度学习、自然语言处理、强化学习等，这种综合应用使 AI 系统更加强大和多功能。现代 AI 系统已经在自动驾驶汽车、医疗诊断、自然语言处理和机器人技术等领域取得了显著成就。自动语音识别系统能够实现自然对话，自动驾驶汽车能够实现高度自主行驶。具体人工智能的演变过程如表 1-4 所示：

表 1-4　人工智能的演变过程

时间段	主要技术/方法	特点与影响	实际应用与成就
20 世纪中叶	符号人工智能	将智能行为视为符号操作的结果，使用形式化的逻辑规则和符号表示来描述和模拟智能	专家系统模拟医生诊断过程，提供基于规则和知识库的建议
20 世纪 80 年代末—90 年代初	连接主义和神经网络	受到人脑神经元连接的启发，强调从数据中学习的重要性	LeNet 和 AlexNet 等卷积神经网络在图像分类任务中取得显著进展
20 世纪 90 年代至今	机器学习	使用数据训练模型，使系统能够从经验中学习和改进	支持向量机（SVM）在分类问题上表现出色，深度强化学习应用于自动驾驶汽车和游戏开发

续表

时间段	主要技术/方法	特点与影响	实际应用与成就
21世纪初至今	深度学习	使用深层神经网络提取高级特征，受益于大规模数据集和GPU的可用性	CNN和RNN广泛应用于图像处理、自然语言理解和语音识别
现代AI	综合应用	结合深度学习、自然语言处理、强化学习等技术，使AI系统更加强大和多功能	自动语音识别系统实现自然对话，自动驾驶汽车实现高度自主行驶

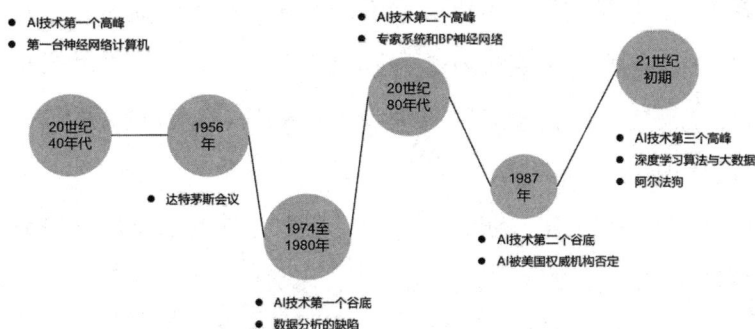

图1-2　人工智能演变过程

第二节　人工智能的构成及应用

一、AI系统核心组成：算法、数据、算力

（一）算法，不同类型的人工智能算法、设计和功能

人工智能的算法主要分为几个类别，包括机器学习（ML）、深度学习（DL）、自然语言处理（NLP）和强化学习（RL）。机器学习算法专注于通过分析数据来学习如何完成特定的任务。深度学习则采用类似于人脑的神经网络结构来处理复杂的模式识别问题。自然语言处理关注于理解和生成语言，而强化学习

专注于如何基于环境反馈来优化行为。这些算法在设计时都旨在优化特定任务的性能。例如卷积神经网络（CNN）非常适合处理图像数据，而循环神经网络（RNN）则在处理时间序列数据（如语音）方面表现出色。这种多样化的算法使得人工智能能够在众多领域内，如图像识别、语音识别和预测分析中，发挥关键作用。

（二）数据在人工智能中的作用，包括数据收集、处理以及对训练模型的重要性

在 AI 系统中，数据的作用可以类比于人类学习过程中的经验。就像人类通过观察和经验学习一样，AI 算法通过数据学习识别模式、做出决策和预测。没有数据，AI 系统无法"经验丰富"，因此无法有效地执行其设计的任务。因此数据是任何 AI 项目成功的基石。

数据收集是 AI 项目的第一步，其目的是获取足够的信息以支持后续的训练和分析。数据可以有多个来源，如传感器、日志文件、数据库、互联网等。根据应用的不同，这些数据包括文本、图像、音频、视频或结构化数据等。收集的数据质量直接影响 AI 模型的性能，因此需要确保数据的代表性和多样性。例如在开发面部识别系统时，收集的面部数据应涵盖不同的种族、年龄、性别和光照条件，以确保系统的全面性和准确性。一旦数据被收集，下一步是数据处理和预处理。这个阶段的目的是将原始数据转换成一种适合训练 AI 模型的格式。数据清洗，这一步骤包括识别和修正或删除数据集中的错误和不一致的记录，涉及修正拼写错误、删除重复项或处理缺失值。数据格式化是为了使数据能够被 AI 模型有效地处理，需要将其转换成一种标准化的格式，包括将所有文本数据转换为小写、统一日期格式或将非数字数据转换为数字格式。数据标准化和归一化，这些技术用于调整不同特征的比例，以防止某些特征在模型训练中占据主导地位。例如数据标准化通常涉及将数据转换为具有零均值和单位方差的格式。数据增强是指在某些情况下，尤其是在处理图像和音频数据时会应用数据增强技术，包括通过旋转、缩放、剪切图像或改变音频的速度来创建数据的变体，从而提高模型对新数据的泛化能力。在 AI 模型的训练过程中，数据用于教导模型识别模式和关

系。这通常是通过监督学习完成的，其中模型通过一系列带有标签的示例进行训练。这些标签指导模型学习如何从输入数据预测正确的输出。例如在一个图像识别任务中，模型会被展示成千上万的带有标签的图像（如"猫""狗""车辆"等），并学习如何识别和分类未见过的图像。

除了训练之外，数据还在模型的验证和测试阶段发挥着关键作用。在验证阶段，使用与训练集不同的数据集来调整模型参数。这有助于防止模型对训练数据过拟合，即在训练数据上表现良好但在新数据上表现不佳的情况。通过验证评估模型在未知数据上的泛化能力，并进行必要的调整。测试阶段则是使用一个完全独立的数据集来评估模型的最终性能，这个阶段的数据不应该在模型的训练或验证过程中被使用过。通过测试，可以得到关于模型在真实世界情况下表现的客观度量。

数据质量对 AI 系统的影响不容忽视。高质量的数据应该具备以下四个特点：

一是准确性，数据应该是准确无误的，反映真实世界的情况。

二是完整性，缺失的数据可以导致模型的偏差和不准确。

三是多样性，数据集应该反映出目标人群的多样性，以避免偏见和歧视。

四是时效性，特别是在快速变化的领域（如金融市场），最新的数据对于保持模型相关性至关重要。

随着数据量的增加，如何有效地处理大数据成为一个挑战。大数据处理涉及使用高级的数据存储、处理和分析技术。这包括但不限于分布式存储系统、云计算平台和专门的大数据处理工具（如 Apache Hadoop 和 Spark）。在收集和使用数据时，必须考虑到伦理和隐私的问题。这包括确保数据的收集和使用符合相关法律（如欧盟的通用数据保护条例 GDPR）和道德标准。保护用户隐私、确保数据安全和避免滥用数据是构建信任和可持续 AI 系统的关键部分。

数据在人工智能中的作用是不可替代的。它不仅是训练模型的基础，还是评估和改进模型的关键。高质量、多样化和充足的数据对于构建准确、可靠和公平的 AI 系统至关重要。随着技术的发展，数据处理和分析的方法也在不断进步，但同时也伴随着伦理和隐私方面的挑战。因此，在利用数据驱动 AI 发展的同时，也需要对数据处理的各个方面进行细致和审慎的考虑。

表 1-5　数据在人工智能中的作用

阶段	数据处理步骤	描　述	重要性
数据收集	获取数据	从各种来源（传感器、日志文件、数据库、互联网等）收集数据	AI 项目成功的基石
	数据质量	确保数据的准确性、完整性、多样性和时效性	影响 AI 系统的性能
数据处理	数据清洗	识别和修正或删除数据集中的错误和不一致的记录	提高数据质量
	数据格式化	将数据转换为标准化格式，如文本转换为小写、日期格式统一等	便于 AI 模型处理
	数据标准化和归一化	调整不同特征的比例，防止某些特征在模型训练中占主导地位	提高模型性能
	数据增强	创建数据的变体，如旋转、缩放、剪切图像等	提高模型泛化能力
模型训练	监督学习	通过带有标签的示例训练模型，使其学习识别和分类	模型学习和识别的基础
模型验证	调整模型参数	使用不同于训练集的数据集，防止过拟合，评估泛化能力	提高模型泛化能力
模型测试	评估模型性能	使用完全独立的数据集评估模型最终性能	客观度量模型性能
伦理和隐私	数据安全和隐私保护	确保数据收集和使用符合法律和道德标准，保护用户隐私	构建信任和可持续 AI 系统的关键部分

（三）计算能力、计算资源对人工智能发展和能力的影响

计算能力在人工智能（AI）的发展中起着至关重要的作用。随着算法变得更加复杂和数据量不断增加，对计算资源的需求也随之增长。计算资源的可用性、性能和效率直接影响 AI 技术的发展和应用能力。

的重要性，加速模型训练，特别是深度学习模型，需要大量的计算资源来处理大量数据和执行复杂的数学运算。强大的计算能力可以显著缩短模型训练时间，加快从理论到实践的转换。随着计算能力的增强，可以设计和训练更复杂的模型，这些模型能够捕捉数据中更细微的模式，从而提高 AI 应用的准确性和效

率。在处理大规模数据集时，尤其是在需要实时分析的场合（如金融市场分析、互联网流量监控等），高性能计算资源是必不可少的。计算资源的发展方面，GPU（图形处理单元）在 AI 领域尤其重要，因为它们能够同时处理大量并行任务，非常适合执行深度学习算法中的矩阵运算。除了 GPU 还有其他专门为 AI 设计的硬件，如 TPU（张量处理单元）和 FPGA（现场可编程门阵列）。云计算提供了一种灵活、可扩展的方式来获取计算资源。它允许企业和研究人员根据需要快速提高或降低计算能力，而无须投资昂贵的硬件。同时分布式计算可以实现在多台机上并行处理任务，进一步加速了 AI 模型的训练和部署。随着对计算资源需求的增加，能效成为一个重要考虑因素。更高效的计算硬件和算法可以减少能源消耗，降低成本，并减少对环境的影响。

计算能力对 AI 发展的影响：强大的计算资源使研究人员能够探索更先进的算法和模型，推动 AI 技术的边界不断扩展。在诸如自动驾驶汽车、精准医疗和智能制造等领域，高级 AI 应用需要大量的计算资源来实现高度复杂的任务。随着计算资源变得更加普及和经济实惠，更多的企业和组织能够利用 AI 技术，推动各行各业的创新和转型。

计算能力与 AI 技术的互动关系：计算能力不仅是 AI 技术发展的推动力，也是其限制因素。随着计算能力的提升，AI 研究者和开发者可以探索更复杂的算法。这也意味着为了充分利用这些算法，需要更强大的计算资源。因此算法的发展和计算能力的提升相互依赖。数据量的增加，处理这些数据的需求也相应增长。强大的计算资源使得 AI 模型可以更快地处理更大的数据集，从而提高 AI 系统的性能和准确性。随着计算资源成本的降低和云计算服务的普及，中小企业和个人研究者现在也能够访问到先前只有大型企业和研究机构才能负担得起的计算资源。这种普及化促进了 AI 技术的创新和多样性。

量子计算代表了计算能力的未来方向，它有潜力解决传统计算机难以处理的问题。在 AI 领域量子计算会带来算法和数据处理的革命性变化。随着物联网（IoT）设备的增加，边缘计算成为一个重要趋势。通过在数据源附近进行数据处理，边缘计算可以减少延迟，提高 AI 应用的响应速度和效率。

随着对环境影响的日益关注，开发能效更高、环境影响更小的计算解决方案变得越来越重要。绿色计算不仅涉及硬件的能效，也包括算法的优化以减少能耗。

尽管计算能力的提升为 AI 带来了诸多好处，但也存在一些挑战，高性能计算资源需要大量的能源，这对环境造成了压力，并增加了运营成本。随着计算资源的集中化，尤其是在云计算环境中，数据安全和隐私保护成为重要的考虑因素。虽然计算资源变得更加可访问，但仍然存在技术和资源不平等的问题，一些地区和组织可能无法充分利用这些先进的技术。

计算能力是人工智能发展的关键驱动因素。从硬件的进步到新的计算范式，如量子计算和边缘计算，计算资源的发展正在塑造 AI 技术的未来。随之而来的挑战如能源消耗、数据安全和技术不平等，也需要得到妥善解决。未来的 AI 发展将在不断提升计算能力和应对这些挑战之间寻找平衡。

二、AI 各领域应用概览

（一）人工智能（AI）技术领域应用

1. 医疗保健领域

在医疗保健领域，人工智能（AI）的应用正迅速成为一种革命性的力量，它正在改变对疾病的诊断、治疗方法的开发、药物的研究以及整体患者护理和管理的方式。

疾病诊断，影像学分析。深度学习技术特别擅长图像识别任务，因此在医学影像分析方面显示出巨大的潜力。AI 算法可以处理和分析 X 射线、CT 扫描、MRI 和超声波等医学图像，辅助医生识别病变、肿瘤和其他异常。这种技术不仅可以提高诊断的准确性，还能大幅减少诊断所需的时间。早期诊断，AI 算法能够识别疾病的早期迹象，这对于许多疾病（如癌症）来说是至关重要的。通过早期诊断治疗效果往往更好，存活率也更高。随着 AI 技术的进步，未来会出现更加高级的医学影像分析工具，这些工具不仅能够识别疾病，还能预测疾病发展趋势和治疗效果。

个性化医疗，基于数据的治疗计划。利用大量患者数据（包括基因组信息、生活方式和疾病史），AI 可以帮助医生为每位患者制定更加精准的治疗计划。这种个性化医疗方法考虑到了每个人的独特性，从而提供了更加有效的治疗方案。

持续健康监测，通过穿戴设备和移动应用，可以持续收集患者的生命体征数据（如心率、血压、血糖等）。AI 算法可以实时分析这些数据，及时发现健康问题的迹象，甚至在症状出现之前进行预警。

药物研发，加速药物发现。AI 算法可以分析大量化合物和它们的生物活性，快速识别出有潜力的候选药物分子。这种方法大大缩短了药物发现的时间，降低了研发成本。

临床试验设计。AI 还可以帮助优化临床试验的设计，通过分析历史数据来预测哪些患者群体最可能从新药中受益，从而提高临床试验的效率和成功率。

患者护理和管理，智能助手和监测。AI 驱动的聊天机器人和虚拟助手可以为患者提供 24×7 的咨询服务，回答健康相关的问题、提醒服药时间，甚至协助预约医生。远程患者监护，尤其在疫情期间，AI 在远程患者监护中发挥了重要作用。通过远程监测系统，医生可以实时了解患者的健康状况，及时调整治疗计划。

虚拟健康助理。未来每个人都会有一个虚拟的健康助理，它能够实时监控个人健康状况，提供健康建议，甚至在必要时自动联系医生。

预测性医疗。利用大数据和机器学习，AI 可以帮助医生和研究人员更好地理解疾病的发生机理，预测特定群体或个人患某种疾病的风险，从而实现更有效的预防性医疗。

精准药物配对。AI 可以帮助医生为患者精准配对最合适的药物和治疗方案，这不仅提高治疗效果，也降低了发生副作用的风险。

全球健康问题应对。AI 能够协助全球范围内的公共卫生问题的监测和应对，如流行病的早期预警、疫苗的研发等。

教育和培训。AI 还可以用于医生和医疗专业人员的教育和培训，通过模拟患者和临床情境，提供高质量的实践经验。

AI 在医疗保健领域的应用正快速发展，不仅提高了医疗服务的质量和效率，也为患者提供了更加个性化和精准的医疗护理。随着技术的进步和数据量的增加，可以预期 AI 在医疗保健领域的作用将变得更加深入和广泛。期待 AI 未来会带来一些进一步的变革。

表 1-6   AI 在医疗领域的实际应用

应用领域	详细描述	预期效果
疾病诊断	影像学分析，利用深度学习技术处理医学图像，辅助医生识别病变和异常	提高诊断准确性，减少诊断时间
	早期诊断，AI 算法识别疾病早期迹象，提高治疗效果和存活率	
个性化医疗	基于数据的治疗计划，利用患者数据制订精准治疗计划。	提供更有效的治疗方案，考虑个体独特性
	持续健康监测，通过穿戴设备和移动应用实时分析生命体征数据，及时发现健康问题	提前预警健康问题，降低疾病风险
药物研发	加速药物发现，AI 算法分析化合物和生物活性，快速识别有潜力的药物分子	缩短药物研发周期，降低研发成本
	临床试验设计，AI 优化临床试验设计，提高试验效率和成功率	
患者护理和管理	智能助手和监测，AI 驱动的聊天机器人和虚拟助手提供 24×7 咨询服务，协助患者管理健康	提供持续的健康支持，提高患者满意度
	远程患者监护，通过远程监测系统实时了解患者健康状况，调整治疗计划	提高医疗服务效率，降低医疗成本

2. 金融

在金融领域，人工智能（AI）的应用正在快速发展，为这个行业带来了深远的变化。AI 技术的进步不仅提高了操作效率，还增强了决策质量，并为客户提供了更加个性化的服务。

（1）算法交易

高频交易。AI 在高频交易中扮演着重要角色，它可以在毫秒级时间内做出交易决策，处理大量的市场数据，捕捉微小的价格变动来实现利润。

市场分析和预测。AI 算法能够分析历史和实时市场数据，识别市场趋势和模式，帮助交易者做出更为精准的投资决策。

风险管理。AI 还可以评估市场风险，帮助金融机构平衡投资组合，减少潜在的损失。

（2）信贷评估

提高信贷决策的准确性。通过分析传统和非传统的数据源（如社交媒体活动、在线购物行为等），AI 可以更全面地评估借款人的信用风险。

自动化审批流程。AI 可以实现信贷审批流程自动化，缩短审批时间，提高效率，同时降低人为错误的可能性。

（3）欺诈检测

实时监控和预警系统。AI 系统可以实时监控交易活动，利用机器学习算法识别异常行为，及时预警欺诈行为。

行为分析。通过分析客户的交易模式和行为，AI 可以识别出与正常行为模式不符的异常行为，从而有效防止欺诈。

（4）客户服务

智能聊天机器人。AI 驱动的聊天机器人能够提供 24×7 的客户服务，回答常见问题、处理事务，提高客户满意度。

个性化金融建议。AI 可以根据客户的财务状况、消费习惯和投资偏好提供个性化的投资和储蓄建议。

（5）风险管理和合规性

预测分析。AI 可以帮助金融机构在发生重大财务问题之前识别风险，如信贷违约或市场动荡。

合规性监控。AI 技术可以辅助金融机构遵守日益复杂的法规要求，自动化合规性检查过程。

人工智能在金融领域的应用正在推动这个行业的转型，不仅为金融机构带来了效率和效益的提升，也为客户提供了更好的服务体验。随着 AI 技术的不断进步和数据处理能力的提升，未来可以预见 AI 将在金融领域发挥更大的作用，包括开发更先进的交易策略、提供更精准的风险评估以及创造更加个性化的客户服务体验。同时这也将带来新的挑战，如确保数据的安全性和隐私保护，以及应对出现的道德和法律问题。

表 1-7　金融领域人工智能应用实施方案

应用领域	实施步骤	技术要点	预期效果
算法交易	部署高性能计算环境，支持毫秒级别决策	利用机器学习和大数据分析技术，进行高频交易决策	提高交易效率，捕捉微小价格变动，实现利润最大化
	集成市场数据接口，实时获取市场数据	利用深度学习技术，分析历史和实时市场数据，识别市场趋势和模式	辅助交易者做出更精准的投资决策
	引入风险管理算法，评估投资组合风险	利用风险管理模型，评估市场风险，平衡投资组合，减少潜在损失	提高投资组合的稳健性和安全性
信贷评估	收集传统和非传统数据源，如社交媒体活动、在线购物行为等	利用自然语言处理（NLP）和数据挖掘技术，全面评估借款人信用风险	提高信贷决策的准确性，降低信贷风险
	引入自动化审批流程，减少人为干预	利用机器学习算法，实现信贷审批流程的自动化	提高审批效率，降低人为错误的可能性
欺诈检测	部署实时监控和预警系统，监控交易活动	利用机器学习和异常检测算法，识别异常交易行为	及时发现欺诈行为，降低经济损失
	分析客户交易模式和行为，识别异常行为	利用行为分析技术，识别与正常行为模式不符的异常行为	有效防止欺诈行为，提高交易安全性
客户服务	部署智能聊天机器人，提供服务	利用自然语言处理（NLP）和机器学习技术，实现聊天机器人的智能化	提高客户满意度，降低服务成本
	分析客户财务状况、消费习惯和投资偏好，提供个性化建议	利用数据挖掘和推荐算法，为客户提供个性化的投资和储蓄建议	提高客户满意度，增加客户黏性

续表

应用领域	实施步骤	技术要点	预期效果
风险管理和合规性	引入预测分析模型，识别重大财务问题	利用大数据分析和机器学习技术，预测市场动荡和信贷违约风险	帮助金融机构在发生重大财务问题前识别风险，降低损失
	自动化合规性检查过程，确保遵守法规要求	利用自然语言处理（NLP）和规则引擎技术，实现合规性检查的自动化	降低合规性风险，提高运营效率

3. 交通

在交通领域，人工智能（AI）的应用正在引领一场革命，极大地提升了交通系统的效率、安全性和可持续性。

（1）自动驾驶和辅助驾驶

环境感知。自动驾驶汽车使用 AI 来处理来自传感器的大量数据，如摄像头、雷达和激光雷达（LIDAR）的输入，以实时地感知周围环境，包括车辆、行人、道路标志和交通信号的识别。

决策制定。AI 算法负责决策过程，包括路径规划、避障和速度控制。它必须在复杂的、不断变化的环境中做出快速而准确的决策。

车辆控制。AI 系统控制车辆的加速、制动和转向，确保平稳和安全驾驶。

辅助驾驶系统。包括自适应巡航控制、车道保持辅助和自动紧急制动。这些系统通过提供实时的辅助和反馈来提高驾驶安全。

（2）交通流量管理

智能信号灯控制。AI 算法可以分析交通流量数据，实时调整信号灯的时序，以减少拥堵和提高道路容量。

拥堵预测和管理。AI 可以预测并识别交通拥堵的趋势，为管理者提供决策支持，例如通过建议替代路线或调整交通信号来缓解拥堵。

（3）智能公共交通

动态调度系统。AI 可以帮助公共交通系统根据实时需求和交通状况调整车辆的发车频率和路线。

乘客流量分析。通过分析乘客流量数据，AI 可以帮助公共交通系统优化路线和资源分配，提高运营效率。

（4）其他应用

智能停车解决方案。AI 技术可以帮助司机快速地找到停车位，减少寻找停车位的时间和相关的交通拥堵。

无人机交通管理。随着无人机技术的发展，AI 也被用于无人机的航线规划和空中交通管理。

车联网（V2X）技术。车辆与车辆（V2V）、车辆与基础设施（V2I）以及车辆与行人（V2P）的通信可以通过 AI 进行优化，提高交通安全和效率。

AI 在交通领域的应用正变得日益广泛和深入，从提高个人驾驶的安全性和舒适性到优化整个城市的交通流量管理。随着技术的不断进步，未来的交通系统将变得更加智能、高效和环保。然而，与此同时，也需要关注与这些技术相关的隐私、安全性以及道德和法律问题。随着 AI 技术的发展，它将继续深刻影响着出行方式和城市交通的未来。

表 1-8　交通领域人工智能应用实施方案

应用领域	实施步骤	技术要点	预期效果
自动驾驶和辅助驾驶	部署环境感知系统，包括摄像头、雷达和激光雷达（LIDAR）	使用 AI 算法处理传感器数据，实现实时环境感知	提高驾驶安全性，减少事故风险
	开发 AI 决策制定系统，负责路径规划、避障和速度控制	利用 AI 算法在复杂环境中做出快速而准确的决策	提高驾驶效率，减少交通拥堵
	实施车辆控制系统，包括加速、制动和转向	AI 系统直接控制车辆操作，确保平稳和安全的驾驶	提高驾驶稳定性，降低驾驶难度
	开发辅助驾驶系统，如自适应巡航控制、车道保持辅助和自动紧急制动	提供实时的辅助和反馈，提高驾驶安全性	减少驾驶疲劳，提高驾驶舒适性

应用领域	实施步骤	技术要点	预期效果
交通流量管理	部署智能信号灯控制系统	利用AI算法分析交通流量数据，实时调整信号灯时序	减少交通拥堵，提高道路容量
	实施拥堵预测和管理系统	利用AI预测交通拥堵趋势，为管理者提供决策支持	优化交通管理，提高道路使用效率
智能公共交通	建立动态调度系统，根据实时需求和交通状况调整车辆发车频率和路线	利用AI算法优化公共交通运营策略	提高公共交通效率，满足乘客需求
	实施乘客流量分析系统，优化路线和资源分配	通过分析乘客流量数据，提高公共交通运营效率	提升公共交通服务质量，提高乘客满意度
其他应用	开发智能停车解决方案，帮助司机快速找到停车位	利用AI技术减少寻找停车位的时间和交通拥堵	提高停车效率，优化城市交通布局
	实施无人机交通管理系统，优化无人机航线规划和空中交通管理	利用AI技术提高无人机交通安全和效率	促进无人机产业的快速发展
	应用车联网（V2X）技术，实现车辆与车辆、车辆与基础设施、车辆与行人的通信	利用AI优化车辆通信，提高交通安全和效率	促进智能交通系统的发展和应用

（二）人工智能在上述领域的变革性影响

人工智能（AI）在医疗保健、金融和交通等领域的应用不仅带来了技术上的创新，而且产生了深远的变革性影响。这些变化不仅涉及这些行业的运作方式，还包括对社会、经济和伦理方面的广泛影响。

医疗保健人工智能在医疗保健领域的应用已经日益广泛，AI技术能够分析患者症状、病史等信息，为医生提供诊断建议，从而提高诊疗效率。智能问诊系统根据患者描述的症状进行初步分诊，推荐相应的科室，减少了患者就医的时间和成本。通过穿戴设备、智能传感器等收集个体的健康数据，AI实时分析这些数据，并为个体提供个性化的健康建议和管理方案。提供24小时不间断的陪伴和护理，为患者提供心理上的支持和安慰。AI技术可以用于分析医学影像，帮助诊断疾病，如肿瘤、心脏病等。同时在药物研发方面也发挥着重要作用，协助科研人员发现新的药物分子，并预测药效和副作用，从而加速药物研发过程。

在金融行业也产生了深远的影响，AI技术使得风险管理和信用评估更加准确，通过大数据分析和机器学习，更精确地识别风险并实现个性化的信用评估。快速识别市场趋势和交易信号，帮助投资者做出更准确的投资决策，提高交易效率和风险控制能力。金融机构借助AI技术提供更加个性化、智能化的客户服务，如智能客服和智能投资顾问等，从而提升客户体验。

在交通领域，人工智能的应用主要解决了交通拥堵和提升绿色出行的问题。

AI技术可以实时收集、分析和处理交通数据，准确预测交通拥堵情况，并基于此调整信号灯配时、优化路线规划等，以降低交通拥堵程度。AI技术应用于公共交通系统，提升公共交通的智能化和便捷性，鼓励人们选择绿色出行方式，如公共交通、步行或骑行，减少汽车使用和尾气排放。

三、案例研究，现实世界的人工智能应用

1. 案例 1IBM Watson Health

在医疗保健领域，面对越来越复杂的疾病类型和日益增长的医学信息，医生面临着巨大的挑战。尤其是在肿瘤学等领域，不仅疾病本身具有高度的复杂性，而且每位患者的情况都是独一无二的。传统的医学诊断和治疗方法往往需要大量的时间和资源，且在某些情况下可能无法达到最优效果。因此需要一种可以快速、准确地分析医学数据并提供个性化建议的解决方案。IBM Watson Health使用先进的AI技术来辅助医生做出更准确的诊断和治疗决策。Watson能够处理和分析大量的结构化和非结构化医学数据，包括病历、医学影像、病理报告和医学文献。

Watson 利用深度学习算法和自然语言处理技术，能够理解医学文献中的复杂概念，并将这些知识应用于具体的病例分析中。Watson 通过分析患者的病史、基因组数据和当前的医疗研究，提供个性化的治疗建议。这种方法尤其在肿瘤治疗中显示了极大的潜力，能够帮助医生选择最适合特定患者的治疗方案。Watson 不断从新的病例学习，并更新其知识库，确保提供的建议始终基于最新的医学研究和实践。

IBM Watson Health 的应用不仅提高了诊断的准确性和治疗的个性化程度，还极大地提升了医疗服务质量，使医生可以在更短的时间内获得关键信息，从而节省大量的研究和分析时间。个性化的治疗方案直接提高了治疗效果，增加了患者的满意度和康复可能性。Watson 对海量医学数据的分析能力也为医学研究提供了新的视角和工具，推动了医学领域的研究进展。IBM Watson Health 的成功应用展示了 AI 技术在现代医疗保健领域中的巨大潜力。它不仅为医生和患者提供了强大的支持，也为整个医疗保健系统的优化和进步开辟了新的道路。随着技术的不断发展，可以期待 AI 在未来医疗保健领域中将扮演更加重要的角色。

2. **案例** 2ZestFinance

在传统的金融系统中，信用评分通常依赖于借款人的信用历史、贷款记录和还款行为等有限的数据源。这种方法在评估具有充分信用历史的借款人时相对有效，但对于那些信用记录不足或完全没有信用记录的人群，如新成年人、新移民或低收入群体，则可能不准确或不公平。这种情况限制了许多潜在借款人的金融机会，加剧了金融不平等。

ZestFinance 利用 AI 和机器学习技术进行信用评估，采用了一种更全面和包容的方法。其系统能够分析数千个数据点，包括一些传统信用评分模型未考虑的因素。除了标准的财务数据，ZestFinance 的系统还分析购物习惯、社交媒体活动.甚至浏览器历史和设备类型等数据。这些信息有助于构建更全面的借款人画像。通过应用机器学习算法，ZestFinance 识别复杂的模式和关联，这些在传统的信用评分方法中被忽视。随着时间的推移和更多数据的积累，ZestFinance 的系统不断学习和适应，从而不断提高其评估的准确性。ZestFinance 的应用在金融服务领域产生了显著的影响。通过分析更多维度的数据，金融机构能够更准确地评估借款人的真实信用风险。这种评估方式特别有利于那些在传统信用评分系统中可能被边缘化的人群，如没有足够信用历史的新借款人，从而促进金融服务的普及和公平性，更有效地识别高风险借款人，降低违约率。AI 驱动的自动化信用评估过程大大提高了处理速度和效率，降低了人力成本。ZestFinance 展示了 AI 在现代金融服务领域的强大潜力，通过利用机器学习和大数据分析，金融机构不仅能够提供更准确、更公平的信用评估，还能为更广泛的客户群体提供服务，从而促进整个社会的金融包容性和平等。随着技术的进步，预计 AI 将继续在金融领域扮演越来越重要的角色，为企业和消费者带来更多的好处。

3. 案例 3 Waymo

随着城市化的加速和车辆数量的增加，交通拥堵、事故频发和环境污染成为现代城市面临的主要问题。传统的驾驶方式依赖于人类司机，导致由疲劳、分心或其他人为因素引起的事故。自动驾驶技术被视为解决这些问题的关键方案之一，其目标是通过提高驾驶的安全性、效率和舒适性来改善整个交通系统。

Waymo 利用先进的 AI 技术开发自动驾驶汽车，使车辆能够自主导航和做出驾驶决策，不需要人类司机的干预。Waymo 的车辆配备了一系列传感器，包括雷达、激光雷达（LIDAR）和摄像头，这些传感器可以精确地检测车辆周围的环境，包括其他车辆、行人、道路标志和交通状况。Waymo 的 AI 系统能够在各种复杂的交通环境中做出快速而准确的决策。它通过分析收集到的数据来预测其他道路使用者的行为，并据此规划安全的行驶路线。Waymo 的自动驾驶车辆不断从实际道路经验中学习，通过机器学习算法持续优化其驾驶策略。Waymo 的自动驾驶车辆在实际道路测试中表现出色，显示了多方面的优势。自动驾驶车辆减少了由人为错误导致的交通事故，有望显著降低道路伤亡率。通过更加高效和协调的驾驶方式，自动驾驶车辆有助于减轻城市交通拥堵，提高道路使用效率。自动驾驶车辆通过优化行驶路线和速度，有助于减少燃油消耗和尾气排放，从而降低对环境的影响。自动驾驶技术为乘客提供了更加舒适和便捷的出行体验，尤其是对于老年人和残疾人群来说，极大地提高了他们的出行自主性。

第三节 人工智能与大数据、云计算

一、人工智能与大数据的融合：如何处理大数据集

（一）人工智能和大数据之间的协同作用

人工智能（AI）与大数据的结合正在引领一场技术革命，改变了收集、分析和利用数据的方式。AI 和大数据之间的协同作用为处理大数据集提供了前所未有的能力，从而在各个领域中创造了巨大的价值。AI 特别擅长于处理和分析大量的数据，机器学习算法可以从海量的数据中学习模式和趋势，无论是结构化数据（如表格）还是非结构化数据（如文本、图像和视频）。通过使用复杂的算法来提高数据分析的准确性。例如深度学习技术可以在图像和语音识别任务中达到甚至超过人类的水平。实时处理和分析数据，这在许多应用中至关重要，如金融市场分析、在线客户服务和智能交通系统。AI 系统特别是基于机器学习的系统，其性能在很大程度上依赖于数据的质量和数量。大数据提供了训练这些系统所需的大量样本，使得 AI 模型能够更好地学习和适应。大数据的多样性和复杂性使 AI 能够应用于解决更加复杂和多样化的问题。例如在医疗领域，通过分析大量的患者数据，AI 可以帮助诊断疾病、推荐治疗方案甚至预测疾病发展趋势。大数据为 AI 提供了必要的信息基础，使得 AI 不仅能够进行数据分析，还能在此基础上提供决策支持。例如在商业智能应用中，AI 可以帮助企业从大量市场和运营数据中提炼出关键洞察，指导战略决策。

（二）协同作用的实际应用

在电子商务和在线流媒体服务中，通过分析大量的用户行为数据，AI 可以提供个性化的购物和观看推荐。在智能城市项目中，AI 通过分析来自众多传感器的大数据，可以优化交通流量、提高能源效率和增强公共安全。在金融和保险行业，AI 可以分析历史交易数据来预测市场趋势或评估风险，从而为投资决策

或保险定价提供支持。

二、云计算在人工智能中的作用：可扩展性和可访问性

（一）云计算如何通过增强的可扩展性和可访问性来支持人工智能

云计算对于支持人工智能（AI）的发展具有重大意义，特别是在提供可扩展性和可访问性方面。

可扩展的计算资源：云计算环境能够根据 AI 应用的需求动态分配计算资源，无论是需要大量 GPU 进行深度学习训练，还是需要大量 CPU 进行数据处理，云平台都能提供相应的资源。对于数据科学和机器学习项目来说，需求往往随时间变化，云计算平台可以根据项目的阶段和规模自动调整资源，确保高效和经济地运行。

数据存储和处理：云服务提供了几乎无限的数据存储能力，允许企业和研究机构存储庞大的数据集，而无须担心本地存储空间的限制。云平台提供了高效的数据处理服务，如分布式计算和大数据分析工具，使得 AI 应用能够高效地处理和分析大量数据。

成本效率：云计算使得初创公司和中小企业能够以较低的成本接入高端计算资源，降低了 AI 项目的入门门槛。多数云服务采用按需付费的模式，企业只须为实际使用的资源付费，避免了昂贵的硬件投资和维护成本。

快速迭代和部署：云环境支持快速的开发周期和迭代，使得 AI 项目从概念到实际部署的时间大大缩短。云平台使得 AI 应用可以快速部署到全球的服务器上，提供更好的性能和更低的延迟。

（二）云计算增强可访问性支持人工智能

简化访问：通过云服务，用户从任何有网络连接的地方访问 AI 工具和资源，无需在本地安装复杂的软件和硬件。

降低门槛：云计算使得 AI 技术更加民主化。小型企业和个人开发者无需巨大的初期投资，就可以通过云服务使用高性能的计算资源来开发和部署 AI 应用。

协作与共享：云计算平台通常提供协作工具，使得多个用户可以在同一平台

上共同开发和优化 AI 模型，促进了知识的共享和传播。

安全性与合规性：云服务提供商通常提供严格的安全措施和合规性支持，确保 AI 数据和模型的安全，并帮助用户遵守相关的数据保护法规。

（二）云环境在人工智能研究和开发中的好处

云环境为 AI 研究和开发提供了广泛的好处，极大地促进了这一领域的发展和创新。

协作和共享云平台使得大规模数据集的共享变得更加简单和高效，研究人员可以轻松上传、共享和访问数据，无论他们身处何地。云平台跨越了地理界限，促进了全球范围内研究人员的合作，使得国际团队能够在共同的项目上协作，共享资源和知识。云环境提供了多种实时协作工具，如共享代码库和实时数据分析平台，这些工具使得远程团队协作变得更加高效。

高度订制的服务：云服务提供了广泛的 AI 开发工具和框架，支持从基本的机器学习算法到复杂的深度学习模型。企业和研究机构可以根据自己的具体需求和条件，利用云平台提供的工具快速开发和部署订制化的 AI 解决方案。

安全性和合规性：云服务提供商通常遵循严格的安全标准，使用先进的加密技术和安全协议来保护数据。云平台的合规性工具和服务可以帮助企业更容易地遵守国际数据保护法规，减轻合规压力。

资源优化：通过集中化的数据中心和优化的资源分配，云计算相比传统数据中心更加节能高效。云计算减少了企业和研究机构对物理基础设施的依赖，降低了维护成本和能源消耗。

全球可访问性：云平台使 AI 服务和解决方案可以在世界任何地方访问，为远程工作和国际业务提供了强大的支持。企业可以根据目标市场或用户群体的地理位置灵活地选择数据中心，优化服务性能和响应速度。

三、未来趋势：人工智能、大数据、云计算协同

大数据将继续为人工智能提供关键的训练和验证数据，AI 算法将变得更加依赖大规模的数据集，促使企业和研究机构更加重视数据的收集、存储和处理能力。随着物联网设备的增加，边缘计算将与云计算协同工作。边缘计算能够在设

备附近进行实时数据处理，从而降低延迟和带宽要求，同时云计算可用于更大规模的数据分析和决策支持。另外，人工智能将用于自动化业务流程和决策制定，大数据分析和云计算将为 AI 提供更多的资源，使其能够处理更复杂的任务。

云计算提供商将继续提供各种 AI 服务，例如自然语言处理、计算机视觉、语音识别等，使开发人员能够更轻松地集成 AI 功能到他们的应用和服务中。随着数据的增加，安全和隐私问题将变得更加突出。未来的发展将需要更强的数据保护和隐私法规，以确保个人数据不被滥用或泄露。不同领域将继续开发特定的 AI 解决方案，医疗保健、金融、教育等，这些解决方案将结合大数据和云计算，以满足特定行业的需求。云计算提供商将继续投资于高性能计算和量子计算，加速大规模数据分析和人工智能模型的训练。

第二章 人工智能支撑与开发技术

第一节 人工智能的基础原理技术

一、AI 算法简介：类型和功能

（一）人工智能算法的多样性及其具体功能

机器学习是人工智能的核心，包括多种类型的算法，如监督学习，用于分类和回归问题，通过学习输入和输出之间的关系，例如垃圾邮件检测和股票价格预测。无监督学习，用于聚类、降维和模式识别，例如客户分群和主成分分析。

强化学习用于智能体与环境互动，通过试错来学习最佳策略，例如游戏控制和自动驾驶。深度学习算法是机器学习的一个子领域，它基于深度神经网络，广泛应用于处理大规模数据和复杂问题，包括图像识别、自然语言处理、语音识别等。自然语言处理（NLP）算法用于处理文本数据，包括文本分类、情感分析、命名实体识别、机器翻译等任务，它们在聊天机器人、语音助手和搜索引擎中得到广泛应用。计算机视觉算法用于处理图像和视频数据，包括物体检测、图像分割、人脸识别、动作识别等，应用领域包括自动驾驶、安防系统、医学图像分析等。强化学习算法用于训练智能体在与环境互动中学习最佳行为策略，它在游戏、机器人控制、自动化决策等领域发挥作用。

（二）不同算法如何应用于不同的人工智能系统

不同的 AI 算法可以应用于各种不同的人工智能系统。机器学习算法在金融领域可用于信用风险评估，通过分析客户历史数据，包括信用卡交易记录、贷款历史和还款情况，构建信用评分模型，以预测客户的信用风险，有助于银行和金融机构更准确地评估借款人的信用并做出贷款决策。可用于股票市场预测，机器学习算法分析大量的市场数据，包括股票价格、交易量和财务指标，以预测股票价格的趋势和未来的市场表现。在医疗保健领域，监督学习算法可用于医学影像识别，例如检测 X 射线、MRI 或 CT 扫描中的肿瘤、疾病或异常，有助于医生提高疾病早期诊断的准确性。可进行健康预测，机器学习算法使用患者的医疗历史和生物数据来预测患者未来的健康状况，以便提前采取预防措施或个性化治疗方案。在零售业，无监督学习算法可以分析客户的购买历史、购物习惯和喜好，对客户进行市场细分，以更好地针对不同的客户群体制定订制化的市场策略和促销活动。监督学习算法使用历史销售数据来预测产品的需求量，帮助零售商合理安排库存和订单。

深度学习算法在自动驾驶中，可以处理自动驾驶汽车的传感器数据，如摄像头、激光雷达和超声波传感器，以识别道路、车辆、行人和障碍物等，并实现高精度的环境感知。能够帮助车辆做出复杂的决策，例如避障、变道、停车等，以确保车辆安全和高效地行驶。还可以进行自然语言处理，深度学习模型如 Transformer 已经取得了在机器翻译任务中的重大突破，能够将文本从一种语言翻译成另一种语言，提高了翻译质量。还被用于构建智能聊天机器人，这些机器人能够进行自然对话、回答问题和提供帮助。生成自然流畅的文本，如文章摘要、小说、新闻稿等，具备创造性的文本生成能力。深度卷积神经网络（CNN）用于图像识别任务，识别图像中的物体、人脸、文字等，应用于智能安防系统、人脸识别技术和商品识别。检测图像中的多个物体及其位置，例如在自动驾驶中用于检测道路上的车辆、行人和交通标志。生成对抗网络（GANs）等深度学习技术用于图像生成，可以生成逼真的图像，应用于虚拟现实、医学影像生成和创意艺术等领域。

自然语言处理（NLP）算法可分析社交媒体上的用户评论和帖子，以了解用户的情感和态度，有助于企业了解公众舆情、评估产品或服务的声誉，以及及时应对负面反馈。NLP 技术可以用于监测和分析社交媒体中的热门话题、趋势和关键词，以便政府、媒体和企业做出及时的决策和回应。NLP 算法用于构建语音识别系统，将人类的语音命令或对话转换为文本，被应用于智能音响、虚拟助手和电话客服等领域，以提供便捷的人机交互。NLP 技术还被用于构建语音合成系统，可以将文本转化为自然流畅的语音。这使得语音助手能够回应用户的问题和指令，并提供口头反馈。

计算机视觉算法在智能家居领域运用颇多，可以用于家庭的入侵监测，通过摄像头识别不明访客或异常活动，触发警报或通知。智能家居系统可以使用面部识别技术来控制门锁，从而提高家庭的安全性和便利性。可识别房间内的人员，根据识别结果自动调整照明，以实现能源节约和用户舒适度。还应用在医疗影像分析，计算机视觉算法在医学影像中广泛应用，用于检测疾病迹象，如肿瘤、糖尿病性视网膜病变和心脏病等。对医学影像进行图像分割，将图像中的不同组织、器官或病变区域分开，以帮助医生更准确地诊断和治疗。识别医学影像中的异常病变，例如癌症肿块或骨折，以便进行早期干预和治疗。

强化学习算法在机器人控制领域和游戏开发中运用较多。可用于训练无人搬运车或机械臂在仓库中执行货物搬运任务。机器人通过不断与环境互动，学习如何规划路径、抓取物体和避开障碍物，以实现高效的仓库自动化。

强化学习可训练无人机在复杂环境中进行飞行路径规划和控制，在各种应用中使用，如地图制图、农业监测和应急响应。强化学习算法在游戏中广泛用于训练游戏智能体，使其具备自主决策和适应性。这种技术可用于训练虚拟角色、游戏 NPC 或电子竞技对手，以提供更具挑战性和互动性的游戏体验。强化学习还可用于自动化游戏测试，帮助游戏开发人员识别和解决游戏中的问题和 bug。

表 2-1　不同算法在人工智能中的应用

算法类型	应用领域	实施步骤	技术要点	预期效果
机器学习	信用风险评估	收集客户历史数据，包括信用卡交易记录、贷款历史和还款情况	分析大量数据，构建信用评分模型	预测客户信用风险，帮助银行和金融机构，评估借款人信用
	股票市场预测	收集大量的市场数据，包括股票价格、交易量和财务指标	利用算法分析数据，预测股票价格趋势和市场表现	为投资者提供决策支持，优化投资策略
	医学影像识别	收集医学影像数据，如 X 射线、MRI 或 CT 扫描图像	使用监督学习算法检测肿瘤、疾病或异常	提高疾病早期诊断的准确性，辅助医生进行诊断
	健康预测	收集患者的医疗历史和生物数据	使用机器学习算法预测患者未来的健康状况	提前采取预防措施或制订个性化治疗方案
	零售业	分析客户的购买历史、购物习惯和喜好	使用无监督学习算法进行市场细分	为不同客户群体制定市场策略和促销活动
	需求预测	收集历史销售数据	使用机器学习算法预测产品需求量	帮助零售商合理安排库存和订单，优化库存管理
深度学习	自动驾驶	收集自动驾驶汽车的传感器数据	处理数据，实现环境感知和决策制定	提高自动驾驶汽车的安全性和效率
	自然语言处理	收集大量文本数据	使用深度学习模型进行机器翻译、文本生成和对话系统构建	提高翻译质量，提供自然流畅的文本生成和对话体验
	图像识别	收集图像数据，如人脸、物体、文字等	使用深度卷积神经网络进行图像识别	应用于智能安防、人脸识别和商品识别等领域
	生成对抗网络	收集图像数据	使用 GANs 生成逼真的图像	应用于虚拟现实、医学影像生成和创意艺术等领域

算法类型	应用领域	实施步骤	技术要点	预期效果
自然语言处理（NLP）	舆情分析	收集社交媒体上的用户评论和帖子	分析数据，了解用户情感和态度	帮助企业了解公众舆情，评估产品或服务声誉
	语音识别	收集语音数据	构建语音识别系统，将语音转换为文本	提供便捷的人机交互体验，应用于智能音响、虚拟助手等领域
	语音合成	提供文本输入	使用NLP技术将文本转化为自然流畅的语音	提供口头反馈，增强语音助手的交互能力
计算机视觉	智能家居	在家庭环境中布置摄像头和传感器	使用计算机视觉算法进行入侵监测、面部识别等	提高家庭安全性和便利性，实现能源节约和用户舒适度
	医疗影像分析	收集医学影像数据	使用计算机视觉算法检测疾病迹象、进行图像分割和异常识别	辅助医生进行更准确的诊断和治疗
强化学习	机器人控制	在仓库环境中布置无人搬运车或机械臂	使用强化学习算法训练机器人进行货物搬运、路径规划和避障	实现高效的仓库自动化，提高物流效率
	无人机控制	在复杂环境中布置无人机	使用强化学习算法进行飞行路径规划和控制	提高无人机的飞行效率和适应性，应用于地图制图、农业监测等领域
	游戏开发	开发游戏智能体和环境	使用强化学习算法训练游戏智能体进行自主决策和适应性学习	提供更具挑战性和互动性的游戏体验，辅助游戏开发和测试

二、机器学习：监督学习、无监督学习和强化学习

（一）监督学习

监督学习（Supervised Learning）是一种机器学习方法，其主要特点是使用带有标签（标记）的训练数据来训练模型，以学习输入数据与相应输出之间的映射关系。这个映射关系通常表示为一个函数，使得模型能够对新的未标记数据进行预测或分类。

监督学习可用于电子邮件过滤，通过训练模型来识别垃圾邮件（垃圾桶）和正常邮件（收件箱）。模型学习了垃圾邮件和正常邮件之间的差异，以便过滤出垃圾邮件。在图像识别领域，监督学习模型可以训练以识别不同物体、场景或特征的图像。例如可以构建一个猫狗图像分类器，让模型能够将图像中的猫和狗分类为不同的类别。监督学习可还可以用于金融领域，通过历史股票价格数据来预测未来的股票价格趋势。模型学习了股票价格与相关因素之间的关系，以制定预测。监督学习用于分析文本数据的情感，例如判断一篇文章或评论的情感是积极、消极还是中性，在社交媒体监控和舆情分析中有广泛的应用。在医疗保健领域，监督学习模型可以训练以识别医学影像中的疾病迹象或异常，例如在 X 射线、MRI 或 CT 扫描中检测肿瘤或病变。

（二）无监督学习

无监督学习（Unsupervised Learning）的特点是使用未标记的训练数据，系统通过学习数据中的模式、结构或关系来进行数据的分组、降维或其他形式的数据转换。与监督学习不同，无监督学习没有明确的目标输出或标签，而是让算法自行发现数据中的内在结构。

无监督学习可用于聚类数据点，将它们分成不同的群组，每个群组内的数据点具有相似性。这在市场细分、社交网络分析和基因组学中的基因分类等领域有广泛的应用。例如可以将顾客根据其购买历史和偏好划分为不同的市场细分，以更好地订制市场策略。无监督学习算法如主成分分析（PCA）用于将高维数据降低到低维空间，以减少冗余信息并帮助实现数据可视化。这对于处理大规模数据

和减少计算复杂性非常有用。例如 PCA 用于图像压缩、特征选择和数据可视化。无监督学习可用于分析用户行为和偏好，以建立个性化的推荐系统。通过发现用户之间的相似性和共同兴趣，推荐系统可以向用户推荐他们可能感兴趣的产品、内容或服务，如电影推荐、音乐推荐和电子商务推荐。在自然语言处理领域，无监督学习可以用于文本主题建模，通过发现文本集合中的主题和关键词来理解文本数据的结构和内容。这对于文本分类、信息检索和知识发现非常有用。

（三）强化学习

强化学习（Reinforcement Learning）是一种机器学习方法，其核心思想是通过智能体（Agent）与环境的互动来学习如何采取行动以最大化累积奖励。在强化学习中，智能体不会直接告诉哪种行动是正确的，而是通过尝试不同的行动来观察结果，并根据获得的奖励信号来调整其行为策略，从而逐渐学习到最佳的策略。

强化学习广泛用于游戏领域，其中智能体可以是游戏角色、机器人或虚拟智能体。通过让智能体与游戏环境互动，它可以学习制定智能决策以提高游戏表现。著名的应用包括 AlphaGo 在围棋中的应用和深蓝（Deep Blue）在国际象棋中的应用。强化学习用于训练自动驾驶汽车，让车辆学习如何在不同的交通情况和道路条件下安全行驶。车辆通过与环境互动，学习适应不同的情境，并做出智能决策，以确保驾驶的安全性和效率。在机器人领域，可用于训练机器人执行各种任务，如物流中的货物搬运、工业机器人的自动化操作和无人机的飞行路径规划。通过与物理环境互动，机器人可以学习如何执行任务并应对不确定性。强化学习应用于自适应控制系统，如网络路由、资源分配和能源管理。系统可以通过不断学习和调整策略来适应不断变化的环境和需求，以提高效率和性能。

三、神经网络和深度学习的概念和应用

（一）神经网络的概念和应用

神经网络（Neural Networks）的概念源自对生物神经系统运作方式的模拟和理解。就像生物神经元在大脑中相互连接以传递以处理信息一样，人工神经元

（也称为节点）在神经网络中通过连接和传递信息。这些人工神经元组成了神经网络的基本单元，它们之间的连接权重和激活函数的选择是神经网络学习和表示信息的关键。在神经网络中，通常包含多个层次，每个层次都有一组神经元。最常见的神经网络结构包括输入层、隐藏层（可以有多个）和输出层。输入层接收原始数据，并将其传递给下一层，即隐藏层。隐藏层中的神经元将输入数据进行加权求和，并应用一个激活函数，生成输出，然后将这些输出传递给下一层，直至最终的输出层。在神经网络的训练过程中，通过调整连接权重和激活函数的参数，使神经网络能够逐渐学习到输入数据中的模式和规律。这个过程通常是通过反向传播算法来实现的，它通过比较网络的预测输出与实际标签之间的差异，并反向传播这个误差，来更新网络中的参数，以最小化误差这样神经网络就能够不断优化自身，提高对输入数据的表征和理解能力。

卷积神经网络（CNN）是一种专门用于图像识别和计算机视觉任务的神经网络架构。它们可以识别图像中的物体、场景、人脸等，被广泛用于图像分类、物体检测和图像分割。神经网络在自然语言处理领域有着重要的应用，包括循环神经网络（RNN）和变换器（Transformer）等架构，用于机器翻译、情感分析、文本生成和文本分类等任务。神经网络可以用于将音频信号转化为文本，应用于语音识别系统，如语音助手和语音命令识别。在游戏领域，深度神经网络被用于训练游戏智能体，使其能够在复杂的游戏环境中做出智能决策，例如 AlphaGo 在围棋中的表现和深度 Q 网络（DQN）在视频游戏中的应用。

神经网络是深度学习的基础，其强大的表示学习能力使其在各种领域的应用取得了巨大的成功。它们能够自动从数据中学习到特征和模式，使其在处理复杂的非线性问题和大规模数据集时表现出色。

（二）深度学习的概念和应用

深度学习（Deep Learning）是机器学习领域的一个重要分支，其核心目标是利用深层神经网络来模拟和学习数据的复杂特征和表示。相较于传统的机器学习方法，深度学习通过构建多层次的神经网络结构，逐步提取数据的抽象特征，从而实现对数据的高效表征和学习。深度学习的核心思想是通过神经网络中的多个层次来实现对数据的层层抽象表示。每一层都将输入数据转化为更加抽象和高级别的特征表示，最终输出结果则是经过多次层次转换后的高级特征表示。这种层次化的特征提取过程使得深度学习模型能够自动地捕捉和理解数据中的复杂模式和结构。深度学习已经在各个领域取得了巨大成功，并在许多应用中取代了传统的机器学习方法。例如在计算机视觉领域，深度学习模型已经成为图像分类、目标检测、图像分割等任务的主流方法。在自然语言处理领域，深度学习模型如循环神经网络（RNN）和 Transformer 已经取得了显著的成果，广泛应用于语言建模、命名实体识别、机器翻译等任务。

深度学习在计算机视觉领域取得了显著的成功，卷积神经网络（CNN）等深度学习模型广泛应用于图像识别、物体检测、图像分割和图像生成。这些应用涵盖了医学影像分析、自动驾驶、安防监控等多个领域。深度学习改变了自然语言处理（NLP）领域的面貌，循环神经网络（RNN）、长短时记忆网络（LSTM）和变换器（Transformer）等深度学习架构被用于机器翻译、语音识别、文本生成、情感分析等任务，使得语言处理的质量和效率大幅提升。深度强化学习应用深度神经网络来训练智能体，使其能够在不断与环境互动中学习最佳的行为策略。这在游戏控制、自动驾驶、机器人控制等领域有广泛的应用，AlphaGo 在围棋中的胜利就是深度强化学习的成功例子。深度学习可用于建立个性化推荐系统，通过分析用户行为和兴趣来提供个性化的产品、服务或内容推荐。这在电子商务、社交媒体和娱乐领域中得到广泛应用。深度学习在医学影像分析、疾病诊断和基因组学等领域有潜力，帮助医疗保健领域取得重大进展，例如在肿瘤检测、病理学图像分析和基因序列分析中的应用。

第二节 人工智能的开发技术及工具

一、AI 开发平台和环境概述

（一）人工智能开发各种平台的特性和功能

人工智能开发涉及多个平台和环境，这些平台提供了不同的特性和功能，以满足各种人工智能研发需求。

TensorFlow 是一款由 Google 开发的开源机器学习框架，提供了丰富的工具和库，使其能够应用于各种机器学习任务，包括深度学习、监督学习、无监督学习和强化学习等。TensorFlow 具有高度灵活的架构，使研发人员能够自定义模型和损失函数，以满足特定任务的需求。这种灵活性使其适用于各种应用领域。在处理大规模数据集和深层神经网络时具有出色的性能，支持 GPU 和 TPU 加速，可以显著加快训练速度。TensorFlow 在多个应用领域中得到广泛应用，一些典型的应用包括：通过卷积神经网络（CNN），TensorFlow 可用于图像分类、物体检测和图像生成；支持循环神经网络（RNN）和变换器（Transformer）等架构，用于机器翻译、文本生成和情感分析；强化学习任务，如训练智能体在游戏中做出决策；在自动驾驶领域，TensorFlow 被用于环境感知和决策制定。TensorFlow 的社区支持活跃，拥有大量的文档、教程和开发者资源，使其成为开发人员和研究人员的首选框架之一，用于构建和部署各种人工智能应用。

PyTorch 是一款备受研究人员和实践者欢迎的开源深度学习框架，可自由使用和修改，它的开放性使其能够快速演进，吸引了大量的社区贡献者。与其他一些深度学习框架使用静态计算图不同，PyTorch 以动态计算图的方式设计。在模型构建和训练过程中，可以动态地改变图的结构，更容易进行调试和实验。PyTorch 提供了直观的 API，使其易于学习和使用。它的代码风格与 Python 更为接近，因此对于熟悉 Python 编程的开发人员来说，上手更加容易。PyTorch 适用于快速原型开发和研究实验，这使得研究人员能够迅速尝试新的模型和算法。动态计算图的特性使其在快速迭代中特别有用。PyTorch 在多个应用领域中得到广泛应用，包括图像处理被用于图像分类、对象检测、图像生成等计算机视觉任务；它支持各种循环神经网络（RNN）和变换器（Transformer）模型，文本生成、文本分类等自然语言处理任务；用于实现强化学习算法，如深度 Q 网络（DQN）和策略梯度方法，用于训练智能体在不同环境中学习最佳策略。

Keras 是一款高级神经网络 API，它构建和训练神经网络模型非常简单，旨在提供用户友好的接口，使开发者能够轻松定义和训练深度学习模型。Keras 可以在多个深度学习框架后端上运行，包括 TensorFlow、Theano 和 CNTK 等，开发者可以选择在不同的后端上运行 Keras，根据项目需求和性能优化来选择合适的后端。Keras 的设计理念之一是简单性，它提供了直观的 API，使其成为初学者和快速原型开发的理想选择。通过 Keras，构建神经网络模型的过程变得非常直观和易于理解。Keras 适用于快速原型开发。开发者可以迅速构建各种类型的神经网络，从简单的前馈网络到复杂的循环神经网络和卷积神经网络，而无需过多的代码。Keras 在多个应用领域中得到广泛应用，用于图像分类、图像生成、对象检测等计算机视觉任务，支持循环神经网络（RNN）和变换器（Transformer）等模型，用于文本生成、情感分析、机器翻译等自然语言处理任务。

Microsoft Azure Machine Learning（Azure ML）是微软的云机器学习平台，提供了一系列强大的工具和资源，用于数据处理、模型训练、部署和监控。这些工具包括自动化机器学习、模型解释性、数据集管理等，使机器学习工作流程更加高效。Azure ML 是基于云的平台，利用云计算资源，使用户能够轻松扩展计算能力以处理大规模数据和模型训练。支持多种编程语言和开发环境，包括 Python、R 和 Jupyter Notebook 等。Azure ML 具有自动化机器学习功能，能够自动选择和调整模型的超参数，以优化性能。减少了手动调整的工作量，提高了模型的效果。Azure ML 还提供了监控和部署模型的工具，用户可以轻松将训练好的模型部署为 API，以便在生产环境中进行实时预测，并对模型性能进行监控和管理。Azure ML 可用于各种应用领域，包括但不限于预测销售趋势、客户行为、市场需求等；支持文本分类、情感分析、命名实体识别等 NLP 任务；完成图像识别、物体检测和图像生成等计算机视觉任务；在工业领域中用于监控设备健康、预测故障和提高生产效率。

IBM Watson 是 IBM 的人工智能和机器学习平台，提供了多种功能，包括自然语言处理、视觉识别、语音识别、文本分析等，用户能够构建广泛的智能应用程序，从文本分析和情感分析到图像识别和语音助手。平台提供了丰富的 API 和工具，使开发者能够轻松集成人工智能功能到他们的应用中。这些 API 包括文本分析、语音识别、自然语言理解、视觉识别等，可通过简单的 API 调用来使用。除了提供预训练的模型和 API 之外，IBM Watson 还允许用户训练自定义模型，以满足特定任务的需求，用户能够构建个性化的解决方案。IBM Watson 是基于云的平台，利用云计算资源来支持大规模的数据处理和计算，使得用户能够在云上构建、部署和扩展他们的应用程序。IBM Watson 可用于多个应用领域，包括但不限于医学影像分析、病例诊断、患者管理等，欺诈检测、客户支持、自动化交易等，智能客服、客户反馈分析、销售预测等，个性化教育、学习支持、自动化评估等。

Amazon SageMaker 是亚马逊的机器学习平台，Amazon SageMaker 允许用户在云环境中进行模型训练，提供了多种内置的机器学习算法和模型，同时也支持自定义算法和框架，如 TensorFlow、PyTorch 等。平台具备自动调优功能，能够自动搜索最佳的模型超参数，以提高模型性能。这减少了手动调参的复杂性和时间成本。Amazon SageMaker 支持模型的托管部署，用户可以轻松将训练好的模型部署为 API，用于实时推理和预测。此外它还提供了托管模型的监控和自动伸缩功能。平台适用于大规模数据集的处理和训练，利用亚马逊的云计算资源，用户可以快速构建、训练和部署机器学习模型。还提供了可视化工具，使用户能够监控模型训练过程、分析模型性能和结果，以及进行数据探索。与亚马逊的其他云服务无缝集成，如 Amazon S3、Amazon Redshift 等，使用户能够轻松管理数据和模型。可用于各种应用领域，电子商务中用于推荐系统、欺诈检测、定价优化；医疗保健中用于医学图像分析、病例预测、健康监测；金融服务中用于风险评估、贷款审核、投资策略；制造业中用于生产优化、设备预测性维护等。

表 2-2　人工智能平台特性介绍

平台名称	特性和功能	应用领域
TensorFlow	由 Google 开发的开源机器学习框架	图像处理、自然语言处理、强化学习、自动驾驶、医学影像分析等
	高度灵活的架构，适用于深度学习、监督学习等任务	
	支持 GPU 和 TPU 加速	
	广泛应用于图像处理、自然语言处理、强化学习等领域	
PyTorch	开源深度学习框架，动态计算图设计	图像处理、自然语言处理、强化学习、医学影像分析等
	提供直观的 API，易于学习和使用	
	适用于快速原型开发和研究实验	
	广泛应用于图像处理、自然语言处理、强化学习等领域	
Keras	高级神经网络 API，简化模型构建和训练过程	图像处理、自然语言处理、图像生成、对象检测等领域
	可在多个深度学习框架后端上运行	
	简单直观的 API，适用于初学者和快速原型开发	
	广泛应用于图像处理、自然语言处理等领域	

续表

平台名称	特性和功能	应用领域
Microsoft Azure ML	微软的云机器学习平台，提供数据处理、模型训练、部署和监控工具	销售趋势预测、文本分类、图像识别、设备健康监测等领域
	基于云计算资源，支持大规模数据处理和模型训练	
	自动化机器学习、模型解释性等功能	
IBM Watson	IBM 的人工智能和机器学习平台，提供自然语言处理、视觉识别、语音识别等功能	医学影像分析、欺诈检测、智能客服、个性化教育等领域
	丰富的 API 和工具，支持预训练模型和自定义模型训练	
	基于云计算资源，可构建广泛的智能应用	
Amazon SageMaker	亚马逊的机器学习平台，支持内置算法和自定义算法，自动调优功能	电商推荐系统、医疗图像分析、金融风险评估、制造业优化等
	支持模型托管部署和监控，集成亚马逊云服务	
	可视化工具用于监控模型训练过程和结果、数据探索等	

（二）不同环境如何满足人工智能研发的特定需求

不同环境能够满足人工智能研发的特定需求，这取决于项目的具体要求和开发团队的技术偏好。以下是不同环境如何满足人工智能研发的特定需求的一些情况。

云计算平台如 AWS（Amazon Web Services）、Azure（Microsoft Azure）和 Google Cloud 平台为人工智能研发提供了强大的资源和工具，特别是在处理大规模数据集方面。处理大规模数据集，云计算平台提供了强大的计算和存储资源，使研发人员能够高效地管理和处理庞大的数据。这些平台的弹性架构和分布式系统支持能够满足大规模数据集处理的需求。无论是在数据存储、数据处理还是数据分析方面，云计算平台都提供了各种高效的工具和服务，包括数据湖、数据仓库、批处理和流处理等技术。通过这些技术和服务，研发团队可以处理各种来源的大量数据，从而支持复杂的模型训练和分析任务。成本效益，云计算平台通常采用按需计费模式，这意味着研发人员只须根据项目需求使用和支付所需的资源，从而有效控制成本。与传统的基础设施投资相比，云计算平台具有更低的初始成本和更灵活的资源使用方式。此外，云计算平台还提供了各种成本管理工具和服务，帮助用户优化资源利用率、降低成本，并提供透明的成本计费和报告。云计算平台注重数据安全和服务可靠性，提供了各种安全性控制和保障机制。这些平台通过多层次的安全措施、数据加密、身份验证和访问控制等技术，保护用户的数据和隐私。此外，云计算平台还具有高可用性和可靠性，通过分布式架构和故障容错机制，保证用户的服务可用性和数据可靠性。

云计算平台具有灵活的架构和资源管理能力，可以根据研发团队的需求进行动态调整和扩展。无论是在处理大规模数据集还是进行模型训练和推理方面方面，云计算平台都能够提供所需的计算和存储资源，以适应不断变化的需求。通过自动化和编程接口，研发团队可以实现对资源的动态管理和调度，从而提高系统的灵活性和可扩展性。生态系统和支持，云计算平台拥有庞大的生态系统和丰富的开发者社区，提供了各种工具、技术和服务，支持人工智能研发和应用。这些平台还提供了广泛的文档、教程和在线资源，帮助用户快速入门和解决问题。此外，云计算平台还提供了技术支持和咨询服务，帮助用户优化系统性能、解决技术难题，并保障项目的顺利进行。

深度学习框架如 PyTorch 和 Keras 为人工智能研发提供了强大的工具和支持。直观的 API 和灵活的调试工具，使研发人员能够快速实验和验证新的想法，实现快速原型开发和迭代。这种快速迭代的能力对于需要快速原型开发的项目非常重要。研发人员可以快速构建和训练模型，实现想法的快速验证，并根据实验结果进行迭代和优化。PyTorch 和 Keras 提供了丰富的功能和灵活的架构，允许研发人员以自己熟悉的方式订制模型和算法，从而满足特定领域的需求。这些框架支持自定义模型结构、损失函数、优化器等，使研发人员能够根据项目的具体要求选择合适的框架和工具，并实现高度订制化的解决方案。PyTorch 和 Keras 提供了丰富的功能和模块，包括各种深度学习模型的构建块、损失函数、优化器、学习率调度器等。这些功能和模块可以帮助研发人员快速构建复杂的深度学习模型，完成各种任务，如图像分类、目标检测、语义分割、文本生成等。PyTorch 和 Keras 拥有庞大而活跃的开发者社区，提供了广泛的文档、教程和在线资源。这些资源包括官方文档、示例代码、论坛讨论等，帮助研发人员快速入门和解决问题。此外，由于社区的活跃和开放性，研发人员还可以从其他开发者的经验和分享中获益，加速项目的开发和实现。PyTorch 和 Keras 支持跨平台运行，并且易于安装和使用。无论是在 Windows、Linux 还是 macOS 等操作系统上，都可以轻松地部署和运行这些框架。此外，这些框架还提供了直观的 API 和文档，使得即使是初学者也能够快速上手，进行模型的构建和训练。

云机器学习平台如 Microsoft Azure ML 和 Amazon SageMaker 在人工智能研发中具有以下特点和优势：自动化模型训练和部署，这些平台专注于自动化模型训练、调优和部署，为研发团队提供了端到端的解决方案。它们提供了一系列自动化工具和流程，使模型的训练、优化和部署过程变得更加简单和可靠。通过这些平台，研发团队可以快速构建、训练和部署机器学习模型，将其转化为生产级的 AI 应用。云机器学习平台通常具有强大的扩展性和可靠性，可以应对大规模数据集和高并发请求的需求。它们提供了高性能的计算资源和存储服务，支持研发团队处理大规模数据和训练复杂模型。同时，这些平台还提供了监控和管理工具，帮助研发团队实时追踪模型的性能和运行状态，确保模型在生产环境中的稳定性和可靠性。尽管云机器学习平台提供了自动化的模型训练和部署流程，但它们通常也具有一定程度的可订制性和灵活性。研发团队可以根据项目的具体需求选择合适的算法、模型架构和超参数，并调整训练和部署的流程，以满足特定的业务需求和性能要求。平台通常与各种数据存储、计算资源和开发工具集成紧密，构建了完整的生态系统。研发团队可以直接从云平台中访问和管理数据、模型和实验，无需额外的配置和集成工作。同时，这些平台还提供了丰富的开发工具和 API，支持多种编程语言和框架，使研发过程更加高效和便捷。

预构建 AI 服务如 IBM Watson 等在人工智能研发中具有很多特点和优势。首先是特定领域的高级功能。这些预构建 AI 服务提供了各种预构建 API 和工具，旨在加速应用程序的开发和部署。它们通常针对特定领域或任务，如自然语言处理（NLP）、计算机视觉（CV）或语音识别等，提供了丰富的功能和算法。例如 IBM Watson 提供了诸如语言理解、情感分析、文本翻译、图像识别等高级功能，使开发人员能够轻松实现各种复杂的 AI 任务。其次是快速集成和部署。预构建 AI 服务通常提供了简单易用的接口和软件开发工具包（SDK），使开发人员能够快速集成和部署 AI 功能到他们的应用程序中。这些接口和 SDK 通常提供了丰富的文档和示例代码，使开发人员能够快速上手并开始使用这些服务。此外，这些预构建 AI 服务通常部署在云端，并提供了高可用性和弹性扩展能力，适用于面向公众的应用场景。开发人员无须担心基础架构的搭建和维护，可以专注于应用程序的功能和用户体验。

使用通用编程语言（如 Python）和开源机器学习库（如 Scikit-Learn）具有很多优势和特点。高度订制和控制。通用编程语言和开源机器学习库提供了更高度的订制和控制能力，使开发人员能够根据项目的具体需求和特点订制模型和算法。通过使用 Python 等通用编程语言，开发人员可以编写自定义的算法、数据处理逻辑和模型评估方法，以满足项目的特定需求。同时，开源机器学习库如 Scikit-Learn 提供了丰富的模型和算法实现，可以通过简单的 API 调用实现各种机器学习任务，如分类、回归、聚类等。这种灵活性和可订制性使得开发人员能够更好地控制模型的每个方面，并根据需求进行调整和优化。二是开源社区支持。通用编程语言和开源机器学习库通常拥有庞大的开源社区，提供了丰富的文档、示例代码和在线资源，使开发人员能够轻松获取帮助和解决问题。这种开源社区支持意味着开发人员可以利用他人的经验和知识，加速项目的开发和进展。同时，开源机器学习库通常接受社区贡献，使得新的功能和改进可以迅速地得到整合和发布。三是跨平台和可扩展性。通用编程语言如 Python 是跨平台的，可以在各种操作系统上运行，包括 Windows、Linux 和 macOS。这意味着开发人员可以在不同的环境中开展工作，而不受操作系统的限制。此外，开源机器学习库如 Scikit-Learn 通常具有良好的可扩展性，可以处理各种规模的数据集和任务。开发人员可以根据项目需求选择合适的硬件资源和部署方案，以满足性能和扩展性的要求。

二、人工智能开发的关键编程语言和库

（一）识别并讨论人工智能开发中首选的关键编程语言

Python 是目前人工智能领域最受欢迎的编程语言之一。Python 具有清晰、简单的语法和易于理解的代码结构，使其成为初学者和经验丰富的开发人员的理想选择。这种易用性有助于快速入门和快速原型开发。Python 拥有庞大的生态系统，包括用于数据处理（如 NumPy 和 Pandas）、机器学习（如 Scikit-Learn）、深度学习（如 TensorFlow、PyTorch 和 Keras）、自然语言处理（如 NLTK 和 spaCy）

等领域的库。这些库提供了大量的工具和算法，加速了人工智能项目的开发。Python 拥有一个活跃的开发者社区，提供了广泛的文档、教程和在线资源。这意味着开发人员可以轻松获取帮助和解决问题。Python 是跨平台的编程语言，可以在各种操作系统上运行，包括 Windows、Linux 和 macOS。这使得开发人员可以在不同的环境中开展工作。

Python 清晰简单的语法和易于理解的代码结构是其在人工智能开发中备受青睐的重要原因之一。Python 语法设计简洁、语言结构清晰，使得编写代码变得简单直观。相比于其他编程语言，Python 的语法更接近自然语言，降低了学习曲线，让初学者能够更快地掌握编程技能。Python 代码的结构清晰，具有高度的可读性，使得他人能够轻松理解和维护你的代码。这种可读性不仅方便了团队协作，也降低了代码出错的可能性。Python 的简单语法和清晰的代码结构使其成为快速原型开发的理想选择。开发人员可以迅速将想法转化为可工作的原型，并在不断迭代中完善和优化模型。由于 Python 的流行，社区中有大量的资源和支持可供开发人员使用。无论是官方文档、社区论坛还是在线教程，都能够帮助开发人员解决问题、获取灵感，并不断提升技能水平。

Python 的庞大生态系统是其在人工智能领域备受推崇的另一个重要原因。这个生态系统包括了丰富多样的库和工具，涵盖了数据处理、机器学习、深度学习、自然语言处理等多个领域，为开发人员提供了丰富的选择和支持。NumPy 是 Python 中用于科学计算的核心库之一，提供了高效的多维数组操作和数学函数，为数据处理和分析提供了强大的基础。而 Pandas 是建立在 NumPy 之上的数据分析工具，提供了用于数据操作和处理的高级数据结构和函数，使得数据的清洗、转换、分析变得更加简单和高效。在机器学习领域，Scikit-Learn 是 Python 中最受欢迎的机器学习库之一，提供了丰富的机器学习算法和工具，涵盖了监督学习、无监督学习、降维等多个方面。其简单易用的 API 和丰富的文档使得开发人员可以快速构建和训练机器学习模型，解决各种实际问题。对于深度学习任务，Python 也有很多优秀的库和框架可供选择。TensorFlow 是由 Google 开发的深度学习框架，提供了丰富的工具和资源，支持灵活的模型构建和训练。PyTorch 则是另一个备受青睐的深度学习框架，以动态计算图的方式设计，使得模型的定义和训练更加灵活。此外，Keras 作为高级神经网络 API，可以运行在多个深度学习框架的后端上，为开发人员提供了快速原型开发的便利。在自然语言处理领域，Python 同样拥有出色的库和工具。NLTK 是 Python 中最受欢迎的自然语言处理工具之一，提供了丰富的语料库和算法，支持文本分类、词性标注、分词等多种任务。而 spaCy 则是一个更加高效和快速的自然语言处理库，适用于处理大规模文本数据。

Python 的活跃开发者社区是其成功的一个关键因素。这个庞大的社区由来自世界各地的开发人员、研究人员和爱好者组成，他们共同致力于推动 Python 语言的发展，并为其他开发者提供支持和帮助。Python 社区提供了丰富的文档和教程，涵盖了从基础到高级的各个方面。无论是初学者还是有经验的开发者，都可以在 Python 的官方文档和各种在线资源中找到所需的信息。这些文档和教程通常清晰易懂，帮助用户快速入门并掌握 Python 的各种特性和用法。除了文档和教程外，Python 社区还积极组织各种活动和会议，如 PyCon、PyData 等，为开发者提供学习和交流的平台。这些活动通常包括讲座、研讨会、工作坊等形式，涵盖了 Python 语言本身以及与之相关的各种应用领域，为开发者提供了深入学习和交流的机会。此外 Python 社区还拥有众多的在线论坛、社交网络群组和邮件列表，开发者可以在这些平台上提问、讨论和分享经验。这些社区平台通常由经验丰富的开发者和专家组成，他们乐于助人，会积极回答问题、解决疑惑，并分享自己的经验和见解。

Python 作为一种跨平台的编程语言，具有在各种操作系统上运行的优势，包括 Windows、Linux 和 macOS。这一特性使得开发人员能够在不同的环境中开展工作，无须担心平台限制，从而提高了工作的灵活性和效率。Python 在 Windows 操作系统上的兼容性非常好。Windows 是世界上使用最广泛的操作系统之一，许多开发人员选择在 Windows 环境下进行开发。Python 可以在 Windows 上顺利运行，并提供了与 Windows 系统完美集成的功能和库。无论是开发桌面应用程序、网络应用程序还是数据分析任务，Python 都能够满足开发者的需求，并且可以轻松与 Windows 下的其他应用程序和服务进行交互。Python 在 Linux 操作系统上也有很好的支持。Linux 是开源社区中最流行的操作系统之一，被广泛用于服务器端开发、网络管理、科学计算等领域。Python 在 Linux 平台上的稳定性和性能表现出色，许多 Linux 发行版都默认安装了 Python 解释器，使得开发者可以直接使用 Python 进行开发。此外，Linux 还提供了丰富的命令行工具和开发环境，与

Python 的脚本化编程风格相辅相成，使得在 Linux 上进行 Python 开发更加便捷。Python 在 macOS 上也有广泛的应用。作为一种基于 Unix 的操作系统，macOS 与 Linux 有着相似的开发环境和工具链，使得 Python 在 macOS 上的开发体验与在 Linux 上类似。许多开发者喜欢使用 macOS 进行软件开发，因为它提供了良好的用户体验和流畅的开发环境。

开源性，Python 的开源性是其成功的另一个关键因素。作为一个开源编程语言，Python 的源代码对所有人都是开放的，任何人都可以免费获取、使用、修改和分发它。这种开放的许可证模式为开发者提供了极大的灵活性和自由度，促进了技术的创新和发展。Python 的开源性使得它成为一种广受欢迎的编程语言。任何人都可以免费获取 Python 的源代码，并在自己的项目中使用它。这降低了学习和开发的门槛，吸引了大量的开发者和用户加入 Python 社区中来。开源的特性也意味着 Python 拥有一个庞大而活跃的开发者社区，这个社区为 Python 的发展提供了不竭的动力和资源。同时，Python 的开源性促进了技术的共享和交流。开发者可以自由地共享他们的代码和项目，从而使得其他人可以受益于他们的工作。这种开放的合作模式推动了技术的快速发展和迭代，使得 Python 在不同领域的应用变得更加广泛和丰富。同时，开源还鼓励了技术的标准化和规范化，提高了整个行业的水平和效率。Python 的开源性为创新提供了更多可能性。任何人都可以自由地修改和扩展 Python 的功能，从而创造出新的工具、库和框架。这种开放的创新生态系统为技术的不断进步提供了源源不断的动力，使得 Python 始终处于技术发展的前沿。

（二）检查支持人工智能和机器学习的流行库和框架

TensorFlow 是一款由 Google 开发的领先的开源机器学习框架，它具有以下特点和优势：TensorFlow 提供了多种级别的抽象，从低级的操作和张量处理到高级的深度学习模型构建。这种多级别的抽象使得开发人员可以根据项目需求选择适当的级别，从而获得更大的灵活性。TensorFlow 广泛应用于图像识别、自然语言处理、语音处理、强化学习等多个领域。它支持各种类型的神经网络架构，如卷积神经网络（CNN）、循环神经网络（RNN）和变换器（Transformer）等，满足不同应用的需求。TensorFlow 的后端引擎经过优化，能够充分利用硬件加速器

（如 GPU 和 TPU）以实现高性能计算。这使得它适用于大规模数据集和复杂的深度学习模型。TensorFlow 提供了 TensorBoard，这是一个强大的可视化工具，用于监视和调试模型的训练过程。开发人员可以轻松将模型架构、训练损失、准确率和其他重要指标可视化。TensorFlow 支持模型的导出和部署到多种平台，包括移动设备、嵌入式系统和云端服务器。这使得开发人员可以将他们的模型集成到不同的应用程序中。TensorFlow 拥有庞大的开发者社区，提供了大量的教程、文档和开源项目，以及在线支持论坛。这使得开发人员可以轻松获取帮助和资源。

PyTorch 是一款备受欢迎的深度学习框架，采用动态计算图的设计，与静态计算图相比更加灵活。这意味着开发人员可以在运行时动态修改模型结构，有助于快速原型开发和实验，使得 PyTorch 在研究领域尤其受欢迎，因为研究人员可以轻松地进行实验和迭代。PyTorch 提供了直观的 API 和调试工具，使开发人员能够更容易地诊断和解决问题。它的错误消息通常更具信息性，有助于快速排除错误。PyTorch 具有丰富的库支持，包括用于图像处理、自然语言处理、计算机视觉和强化学习等领域的库。它还有一个称为"torchvision"的模块，提供了图像数据处理和数据加载的工具。PyTorch 与 NumPy 非常相似，因此对于熟悉 NumPy 的开发人员来说，迁移到 PyTorch 是相对容易的，使得数据处理和模型构建变得更加自然。PyTorch 内置了自动求导功能，可以轻松地计算模型参数的梯度，对于训练深度学习模型和实现梯度下降算法非常有用。PyTorch 拥有一个庞大的社区，提供了大量的教程、文档和开源项目。它还有一个名为"PyTorch Hub"的资源库，用于共享和下载预训练的模型和模型组件。

Scikit-Learn（也称为 Sklearn）是一个广受欢迎的 Python 库，专注于机器学习和数据挖掘任务。Scikit-Learn 提供了各种经典的监督学习和无监督学习算法，包括线性回归、支持向量机、决策树、随机森林、聚类、降维等。这些算法涵盖了广泛的机器学习任务，从分类和回归到聚类和降维。Cikit-Learn 的 API 设计简单而一致，使得开发人员可以轻松构建、训练和评估模型。这种一致性使得切换不同算法或任务变得容易。除了机器学习算法外，Scikit-Learn 还提供了广泛的数据预处理工具，如特征选择、特征缩放、数据标准化等。这些工具有助于提高模型的性能。Scikit-Learn 包括交叉验证和模型评估工具，帮助开发人员评估模型的性能并选择最佳的超参数。Scikit-Learn 支持模型集成技术，如 Bagging 和

Boosting，以及模型选择技术，如网格搜索，帮助开发人员构建更强大的模型。Scikit-Learn 是一个开源项目，拥有活跃的社区和大量的文档、示例和教程，使得开发人员能够轻松入门并解决问题。

Keras 是一个受欢迎的高级神经网络 API，Keras 的设计注重用户友好性，使得它成为深度学习初学者和快速原型开发的理想选择。其简单且直观的 API 使开发人员能够轻松定义和训练神经网络模型，无须深入了解底层的数学和技术细节。Keras 采用模块化设计，允许用户构建神经网络模型的各个层级，并将它们组合在一起以创建完整的模型，这种模块化性质使得模型的构建和修改变得非常灵活。Keras 可以在多个深度学习后端引擎上运行，包括 TensorFlow、Theano 和 CNTK，意味着开发人员可以选择适合其需求的后端，而无须更改模型定义。Keras 拥有大量的文档、教程和示例，以及活跃的社区支持，用户可以轻松入门并获得帮助，同时还可以从其他开发人员的经验中学习。Keras 与许多其他深度学习库和工具兼容，如 TensorBoard 用于可视化、Scikit-Learn 用于机器学习等。这种兼容性使得 Keras 成为一个完整的深度学习生态系统的一部分。Keras 的简单性和灵活性使其成为快速原型开发的理想工具。开发人员可以迅速构建、训练和测试各种神经网络模型，从而加速实验和迭代过程。

XGBoost（eXtreme Gradient Boosting）是一个备受欢迎的机器学习库，专注于梯度提升树模型。XGBoost 以其卓越的性能而著称，它使用了各种优化技术，如梯度提升、正则化和并行计算，以提高模型的训练速度和准确性。这使得 XGBoost 在大规模数据集上表现出色，成为竞赛和实际项目中的首选工具之一。XGBoost 主要用于回归和分类问题，并支持决策树的梯度提升，意味着它能够构建强大的集成模型，通过组合多个决策树来提高预测性能。XGBoost 包括正则化技术，如 L1 和 L2 正则化，以减少模型的过拟合风险，有助于提高模型的泛化能力，使其在未见过的数据上表现良好。XGBoost 支持并行计算，能够有效利用多核处理器和分布式计算环境。这使得模型的训练速度得以提升，特别是在处理大型数据集时。XGBoost 具有丰富的超参数选项，可以调整模型的性能和鲁棒性。开发人员可以根据问题的特点进行调优，以获得最佳结果。XGBoost 在机器学习竞赛中表现出色，被广泛用于 Kaggle 等数据科学竞赛中。它赢得了众多竞赛的冠军，并成为数据科学社区的常用工具之一。

自然语言工具包（Natural Language Toolkit，NLTK）是一款用于自然语言处理（NLP）和文本分析的 Python 库。NLTK 提供了丰富的功能和工具，用于处理和分析文本数据，使研究人员和开发人员能够在 NLP 领域进行各种任务和实验。NLTK 提供了各种文本处理工具，包括分词、停用词移除、词干提取、词性标注等。这些工具有助于准备文本数据以进行进一步的分析和建模。NLTK 包括了许多语言模型和语言资源，如语料库、语言模型和词汇资源。这些资源可用于构建自然语言处理系统和进行文本语言学研究。NLTK 支持文本标记化和分析，包括词汇分析、句法分析和语义分析。这使得开发人员能够深入理解文本的结构和含义。NLTK 包括用于文本分类和情感分析的工具和算法，使用户能够将文本数据分类为不同的类别或分析文本中的情感倾向。NLTK 与其他机器学习库和框架（如 Scikit-Learn）兼容，允许用户将 NLP 任务与机器学习技术结合起来，构建自定义的 NLP 模型。NLTK 提供了大量的教育和培训资源包括教程、示例和教材，以帮助初学者学习自然语言处理的基础知识和技能。

OpenCV（Open Source Computer Vision Library）是一个被广泛使用的开源计算机视觉库，专注于图像处理和计算机视觉任务。OpenCV 提供了丰富的工具和算法，用于处理和分析图像数据，以及构建计算机视觉应用程序。OpenCV 包括各种图像处理函数，用于调整图像的亮度、对比度、色彩平衡等，它还支持图像滤波、边缘检测和形态学操作等。OpenCV 提供了用于检测和描述图像中的关键特征点的算法，如 SIFT（尺度不变特征变换）和 SURF（加速稳健特征）等，这些特征可以用于物体识别和跟踪。OpenCV 支持物体检测和识别任务，包括人脸检测、目标跟踪和文字识别。这些功能在安防系统、自动驾驶和医学影像分析中得到广泛应用。OpenCV 具有图像分割算法，可用于将图像分成不同的区域或对象。这在医学图像分析、地理信息系统和遥感图像处理中非常有用。OpenCV 可用于构建各种计算机视觉应用，如人脸识别、手势识别、虚拟现实和增强现实等。它还在机器人领域中用于视觉导航和目标跟踪。OpenCV 是一个跨平台的库，支持多种操作系统，包括 Windows、Linux 和 macOS。此外，它还支持多种编程语言，如 C++、Python 和 Java 等。OpenCV 拥有一个庞大的社区，提供了丰富的文档、教程和示例代码，开发人员能够轻松学习和使用 OpenCV，解决图像处理和计算机视觉中的各种挑战。

Pandas 是一款用于数据处理和分析的强大 Python 库，它广泛应用于数据科学、机器学习和数据分析领域。Pandas 提供了高效的数据结构和数据操作工具，使用户能够轻松地进行数据的清洗、转换、探索和分析。Pandas 引入了两种主要的数据结构，即 DataFrame 和 Series。DataFrame 类似于二维表格，用于存储和操作具有不同列和行的数据。Series 是一维标签化数组，常用于存储一列数据。Pandas 支持从多种数据源导入数据，包括 CSV 文件、Excel 表格、SQL 数据库、JSON 文件和 HTML 表格等，也可以将处理后的数据导出为各种格式。Pandas 提供了丰富的数据清洗工具，可以处理缺失值、重复值、异常值和无效数据，有助于确保数据质量和准确性。Pandas 允许用户进行数据转换，包括数据重塑、合并和连接，用户可以执行数据透视、分组、聚合和逻辑运算等操作。Pandas 提供了统计分析、可视化和描述性统计等工具，帮助用户理解数据的分布、关系和特征。Pandas 对时间序列数据提供了强大的支持，包括日期和时间操作、滚动窗口计算和时间索引。虽然 Pandas 本身不是数据可视化库，但它可以与 Matplotlib、Seaborn 和 Plotly 等可视化库结合使用，以创建各种图表和可视化。Pandas 广泛应用于数据科学、金融分析、市场研究、社会科学和自然科学等领域。它是数据分析工作流程的核心组件之一。Pandas 拥有庞大的用户社区，提供了丰富的文档、教程和示例，使用户能够轻松学习和使用 Pandas 进行数据处理和分析。

表 2-3　人工智能和机器学习的流行库特点

平台	特性和功能
TensorFlow	支持 GPU 和 TPU 加速
	提供 TensorBoard 进行可视化监控
	支持模型导出和部署到不同平台
	庞大的开发者社区和文档资源
PyTorch	直观的 API 和调试工具，容易学习和使用
	内置自动求导功能，方便梯度计算
	庞大的社区和 PyTorch Hub 资源库
Scikit-Learn	提供经典的监督学习和无监督学习算法
	简单一致的 API 设计，易于构建、训练和评估模型
	数据预处理工具丰富，包括特征选择、缩放等
	支持交叉验证、模型评估和集成技术
	开源项目，活跃的社区和文档资源

平台	特性和功能
Keras	高级神经网络 API，简化模型构建和训练
	设计用户友好，适合深度学习初学者和快速原型开发
	模块化设计，可在不同后端引擎上运行（如 TensorFlow、Theano、CNTK）
	简单直观的 API，适用于各种神经网络模型
	兼容 TensorBoard、Scikit-Learn 等工具
	庞大的社区和文档资源，成为深度学习生态系统的一部分
XGBoost	机器学习库，专注于梯度提升树模型
	使用优化技术提高训练速度和准确性
	用于回归和分类问题，支持梯度提升决策树
	包括正则化技术，支持并行计算
	丰富的超参数选项，可调整模型性能
	在机器学习竞赛中广泛应用，成为常用工具
NLTK	用于自然语言处理和文本分析的 Python 库
	提供分词、停用词移除、词干提取等文本处理工具
	包含语言模型、语料库和词汇资源
	支持文本标记化和分析，如词汇分析、句法分析和语义分析
	工具和算法用于文本分类和情感分析
	兼容 Scikit-Learn 等库，结合机器学习技术进行 NLP 任务
OpenCV	开源计算机视觉库，专注于图像处理和计算机视觉任务
	提供丰富的工具和算法，包括图像处理、特征检测、物体识别等
	支持图像分割和描述关键特征点的算法
	用于人脸识别、目标跟踪、文字识别等任务
	跨平台支持，多语言编程，庞大的社区和文档资源
Pandas	强大的 Python 库，用于数据处理和分析
	提供高效的数据结构 DataFrame 和 Series
	支持从多种数据源导入和导出数据
	数据清洗工具，处理缺失值、重复值等
	数据转换工具，透视、分组、聚合等操作

三、数据处理、模型训练和部署工具

（一）人工智能中用于数据处理的工具，包括数据清理和准备

Pandas 是 Python 中的一个强大数据处理库，它的设计旨在简化数据分析和清理任务。其核心数据结构是 DataFrame，它类似于电子表格或 SQL 表，可以轻松地处理不同类型的数据。Pandas 的主要功能之一是数据索引，它允许用户使用标签轻松访问和操作数据。这个特性对于处理时间序列数据或具有复杂层次结构的数据非常有用。除了数据索引外，Pandas 还提供了强大的合并和连接功能，使用户能够将多个数据集合并成一个更大的数据集。这对于整合来自不同来源的数据非常有帮助。筛选和过滤数据是 Pandas 的另一个强项，用户可以使用条件语句轻松地选择和操作数据。此外，Pandas 还支持各种聚合函数，使用户能够对数据执行统计运算，如求和、平均值、最小值和最大值等。Pandas 的灵活性体现在它对缺失数据的处理上，用户可以选择删除或填充缺失值，使得数据分析更加健壮。此外，Pandas 还支持数据的变形和重塑，使用户能够按照需要重新组织数据。可视化是数据分析的重要组成部分，Pandas 通过整合 Matplotlib 等库，提供了简便的绘图工具，使用户能够轻松地创建各种图表，更好地理解数据。NumPy 是一个用于科学计算的 Python 库，特别适用于处理多维数组数据。它提供了高效的数学运算函数和数组操作，使得在处理大规模数值数据时非常高效。NumPy 的数组对象允许进行快速的向量化运算，对于数据的数值计算非常有用。

Scikit-Learn（简称 sklearn）是一个广泛应用于机器学习领域的 Python 库，不仅涵盖了各种机器学习算法，还提供了丰富的数据预处理工具，使得整个机器学习流程更加完整和高效。在数据预处理方面，Scikit-Learn 提供了多种工具，其中特征缩放是一个重要的功能。特征缩放能够确保数据的不同特征具有相似的尺度，从而改善许多机器学习算法的性能。Scikit-Learn 支持各种特征缩放方法，如 MinMaxScaler、StandardScaler 等，以满足不同数据分布和算法的需求。另外，特征选择也是 Scikit-Learn 的一项关键功能。通过选择最重要的特征，可以提高模型的泛化能力和降低过拟合的风险。Scikit-Learn 提供了多种特征选择方法，包括基于统计学方法、基于模型的方法和递归特征消除等。数据降维是另一个重

要的数据预处理任务，有助于减少数据集的维度并保留关键信息。Scikit-Learn支持主成分分析（PCA）等常用的降维技术，使用户能够在保持数据重要性的同时降低数据的复杂性。除此之外，Scikit-Learn还提供了用于模型评估的工具，包括交叉验证、模型选择和性能度量等。这些工具有助于用户更全面地评估模型的性能，并选择最适合特定任务的机器学习模型。

TensorFlow Data Validation（TFDV）是 TensorFlow 生态系统中的一个关键子项目，其主要聚焦于数据清理、验证和分析的任务。TFDV 为机器学习项目提供了强大的工具，帮助用户检测和解决数据质量问题，确保训练数据的高质量和一致性。TFDV 的核心功能包括统计分析、数据分布分析和数据可视化，这些工具为用户提供了深入了解数据特征和分布的途径。通过统计分析，用户可以获得关键的数据统计信息，包括均值、方差、最大值、最小值等，从而更好地理解数据的整体特征。数据分布分析是 TFDV 的另一个重要特性，它能够揭示数据中的潜在模式和不一致性。通过对特征分布的分析，用户可以发现异常值、缺失值和其他数据质量问题，有助于在训练过程中避免出现问题。TFDV 还支持数据可视化，通过直观的图表和图形，用户可以更容易地发现数据中的模式、趋势和异常。这有助于团队更好地理解数据，及时发现潜在问题，并采取必要的措施进行修复。TFDV 的设计考虑了大规模机器学习项目的需求。它能够处理大量数据并提供高效的分析工具，帮助用户管理和维护庞大的训练数据集。

OpenRefine 是一款开源工具，专注于数据清理和转换任务，为用户提供了直观、友好的界面，使得数据预处理过程变得更加交互式和可视化。其主要功能之一是数据集合并，用户可以通过 OpenRefine 轻松整合不同来源、格式或版本的数据集，提高数据集的一致性和可用性。这种集合并的能力对于处理来自多个渠道或数据源的信息非常有帮助。异常值处理是 OpenRefine 的另一大特色。通过直观的界面，用户可以检测和处理数据中的异常值，确保数据的准确性和可靠性。这对于提高模型的鲁棒性和准确性至关重要。OpenRefine 支持多种数据格式的转换，包括文本、日期、数字等，使用户能够灵活地调整数据的格式以满足特定需求。这种灵活性对于适应不同分析或建模工作流非常重要。此外 OpenRefine 还具备模式识别的功能，可以自动检测数据中的模式和规律，为用户提供关于数据结构和内容的有用洞察。这有助于加速数据理解的过程，减少用户在处理大规模数据时的工作量。

（二）训练人工智能模型的工具和技术

TensorFlow 是一个强大的机器学习和深度学习框架，它提供了广泛的工具和资源，用于构建、训练和评估模型。TensorFlow 支持各种深度学习模型，包括卷积神经网络（CNN）、循环神经网络（RNN）和变换器（Transformer），可以应用于图像识别、自然语言处理、语音识别等任务。

卷积神经网络（CNN）是一种用于处理图像数据的深度学习模型，它通过卷积层、池化层和全连接层等组件来提取图像中的特征，并进行分类、检测等任务。在 TensorFlow 中，CNN 模型的构建和训练可以通过使用内置的卷积神经网络模块或者自定义卷积神经网络架构来实现。在 CNN 中，卷积层是其中最关键的部分之一。卷积层通过卷积操作来提取图像中的特征，例如边缘、纹理等。卷积操作可以有效地减少模型参数数量，并且可以共享权重以提高模型的效率和泛化能力。在 TensorFlow 中，可以使用内置的卷积层 API，如 tf. keras. layers. Conv2D 来构建卷积层。池化层通常紧随在卷积层之后，用于减少特征图的尺寸和数量，从而降低模型的复杂度并提高计算效率。常见的池化操作包括最大池化和平均池化。在 TensorFlow 中，可以使用 tf. keras. layers. MaxPooling2D 和 tf. keras. layers. AveragePooling2D 等 API 来构建池化层。全连接层通常位于卷积层和输出层之间，用于将卷积层提取的特征映射到输出类别。全连接层将卷积层的输出展平成一维向量，并通过神经网络的连接层进行分类或回归。在 TensorFlow 中，可以使用 tf. keras. layers. Dense 来构建全连接层。通过组合卷积层、池化层和全连接层等组件，开发者可以在 TensorFlow 中轻松构建和训练各种类型的 CNN 模型，从简单的图像分类到复杂的目标检测和语义分割等任务。TensorFlow 提供了丰富的功能和易于使用的 API，使得构建和训练 CNN 模型变得简单而高效。

循环神经网络（RNN）是一类用于处理序列数据的深度学习模型。相较于传统的前馈神经网络，RNN 具有一种循环的连接结构，使得它能够处理具有时序关系的数据，如文本、语音和时间序列数据。这种记忆能力使得 RNN 在处理序列数据时非常有效，能够捕捉到数据中的长期依赖关系。在 TensorFlow 中，开发者可以利用丰富的 RNN 单元和封装来构建和训练 RNN 模型。其中，包括以下几种主要的 RNN 单元：基本 RNN 单元（BasicRNNCell）是最简单的 RNN 单元，它的隐藏状态在每个时间步都与当前输入和上一个时间步的隐藏状态相关联；长短期记忆网络（LSTM），是一种特殊的 RNN 单元，具有三个门控结构（输入门、遗忘门和输出门），可以更好地捕捉和记忆长期依赖关系，防止梯度消失或梯度爆炸问题；门控循环单元（GRU）与 LSTM 类似，GRU 也是一种具有门控结构的 RNN 单元，但参数更少、计算量更小，因此在一些场景下具有更高的效率和性能。TensorFlow 提供了这些 RNN 单元的封装，同时也提供了用于构建和训练 RNN 模型的 API，包括 tf. keras. layers. RNN、tf. keras. layers. LSTM 和 tf. keras. layers. GRU 等。开发者可以根据具体的任务需求选择合适的 RNN 单元和架构，并利用 TensorFlow 强大的计算能力进行模型训练和优化。

变换器（Transformer）是一种用于处理序列数据的深度学习模型，特别适用于自然语言处理任务。相比于传统的循环神经网络（RNN）和长短期记忆网络（LSTM），Transformer 模型引入了自注意力机制，使其能够同时考虑序列中不同位置的信息，从而在处理长距离依赖关系时表现出色。Transformer 模型的核心是自注意力机制（Self-Attention Mechanism），它允许模型在编码和解码阶段同时关注输入序列中的不同位置，而无须依赖于固定大小的窗口或滑动窗口。这种机制使得 Transformer 能够更好地捕捉长距离的依赖关系，从而在处理自然语言处理任务时取得了显著的性能提升。在 TensorFlow 中，提供了 Transformer 模型的实现，包括基于注意力机制的编码器-解码器架构。这种架构通常用于机器翻译、文本生成等任务，其中，编码器负责将输入序列转换为隐藏表示，而解码器则根据编码器的隐藏表示生成目标序列。TensorFlow 的 Transformer 实现提供了灵活的接口和参数配置，可以根据任务需求进行订制和调整，同时利用 TensorFlow 强大的计算能力进行高效的模型训练和推理。

PyTorch 是一种备受欢迎的深度学习框架，广受研究人员和实践者的喜爱。相较于其他深度学习框架，PyTorch 以其动态计算图的设计方式而闻名，这使得模型的定义和训练更加灵活、直观和易于理解。动态计算图是 PyTorch 的一项重要特性，它与静态计算图的方法有着本质上的区别。在静态计算图中，用户首先定义计算图的结构，然后将数据输入图中进行计算。而在动态计算图中，计算图的结构是根据实际执行过程动态构建的，这意味着用户可以根据需要动态地定义、修改和调整计算图的结构，从而更好地适应不同的任务和场景。PyTorch 的动态计算图设计使得它在快速原型开发和研究实验方面表现出色。研究人员和实践者可以通过 PyTorch 轻松地构建和训练各种深度学习模型，而无须过多地关注底层的实现细节。此外，PyTorch 提供了丰富的工具和函数，用于定义和调整模型结构、处理数据、计算损失函数等，使得用户能够更加高效地进行实验和迭代。

PyTorch 备受青睐的另一个原因是其支持自定义模型和损失函数。用户可以根据任务的特点和需求，灵活地定义自己的模型架构，并实现各种自定义的损失函数。这种灵活性使得 PyTorch 成为研究人员和实践者首选的工具之一，他们可以通过 PyTorch 轻松地实现和验证自己的想法，加速深度学习领域的创新和进步。

Keras 作为一个高级神经网络 API，具有多个深度学习框架的后端支持，包括 TensorFlow、Theano 和 CNTK 等。这种灵活性使得 Keras 成为许多开发者和研究人员的首选工具之一。Keras 的设计理念主要是为了提供一种简单易用的接口，使得用户能够以更少的代码量快速构建、训练和评估神经网络模型。Keras 的简单性使其成为初学者和快速原型开发的理想选择。无论是对于新手还是经验丰富的开发者，Keras 提供了一种直观、易于理解的编程界面，使得他们能够更快地上手并实现自己的深度学习项目。通过 Keras，用户可以轻松地定义网络层、搭建模型、配置训练过程和评估模型性能，而无须过多地关注底层的实现细节。同时 Keras 也支持构建复杂的深度学习模型。虽然 Keras 的设计目标是简单易用，但它也提供了丰富的功能和灵活的扩展性，使得用户能够构建各种复杂的神经网络结构，包括卷积神经网络（CNN）、循环神经网络（RNN）、自编码器（Autoencoder）、生成对抗网络（GAN）等。另外 XGBoost 是一个用于梯度提升树的高性能库，用于解决回归和分类问题。相比于传统的机器学习算法，XGBoost 在 Kaggle 等机器学习竞赛中表现出色，成为众多数据科学家和竞赛选手的首选工具之一。XGBoost 通过迭代训练多个决策树，并通过梯度提升的方式不断优化模型性能，从而在处理结构化数据和特征工程方面取得了显著的成果。

自动机器学习（AutoML）工具的出现为机器学习领域带来了革命性的变化。这些工具如 Google AutoML 和 Auto-Sklearn 等，旨在简化模型选择和训练的过程，使得即使是对机器学习不太熟悉的开发人员也能够轻松构建高效的模型。这些 AutoML 工具通常利用自动化算法来优化模型的超参数，如学习率、层数、节点数等，并在给定的数据集上选择最佳的模型结构和参数配置。这样的自动化过程大大减少了人工调整参数和模型选择的时间和精力成本，提高了机器学习模型的性能和效率。选择合适的训练工具和技术应该根据具体的项目需求、数据类型和开发人员的熟悉程度来进行。对于一些复杂的任务和大规模的数据集，传统的机器学习框架如 TensorFlow 和 PyTorch 可能更为适用，因为它们提供了更多的灵活性和订制化的能力，同时也需要更多的专业知识和经验来使用。而对于一些简单的任务和小规模的数据集，AutoML 工具可能是更好的选择，因为它们可以帮助开发人员快速构建高效的模型，无需过多的机器学习专业知识。

（三）探索用于在各种应用程序中部署人工智能模型的工具

除了 TensorFlow Serving、Kubeflow、Amazon SageMaker 和 Azure Machine Learning 等特定平台外，还有一些通用的工具和技术可用于在各种应用程序中部署人工智能模型。

Docker 和容器化技术。Docker 和容器化技术的出现极大地改变了软件开发和部署的方式。Docker 是一种流行的容器化平台，通过它，开发人员可以将应用程序及其所有依赖项打包为一个独立的容器，从而实现了跨平台部署和环境一致性。下面将详细探讨 Docker 及其在机器学习模型部署中的应用。Docker 提供了一个轻量级的、可移植的容器化解决方案。每个 Docker 容器都包含了应用程序的代码、运行时环境、系统工具、系统库等，形成了一个完整的运行环境。这种封装的方式使得应用程序在不同的操作系统和环境中都能够一致地运行，大大简化了部署过程。Docker 容器具有高度的可移植性和可重复性。通过 Docker 容器，开发人员可以在开发环境中构建和测试应用程序，并将其打包为一个容器，然后轻松地在测试环境、生产环境甚至本地环境中部署。这种可移植性和可重复性有助于确保应用程序在不同环境中的一致性和稳定性。此外 Docker 还提供了强大的镜像管理和版本控制功能。开发人员可以将应用程序及其依赖项打包为一个镜像，并将其存储在 Docker 仓库中。这样，团队成员可以轻松地共享和获取镜像，确保每个人都使用相同的版本和配置。而且，Docker 还支持多个版本的镜像并存，使得可以轻松地回滚到先前的版本。在机器学习模型部署方面，Docker 提供了一种简单而有效的方式。通过将模型及其依赖项打包为一个 Docker 容器，可以确保模型在不同环境中具有相同的运行方式，避免了由于环境差异导致的不一致性和错误。而且，Docker 容器可以轻松地扩展和部署到各种云平台和服务器中，使得模型的部署变得更加灵活和可靠。

Kubernetes（简称 K8s）是一个开源的容器编排工具，它提供了一种自动化、可伸缩和高可用的方式来部署、管理和扩展容器化应用程序。结合 Docker 等容器化技术，Kubernetes 为机器学习模型的部署和管理提供了强大的支持，极大地提高了模型的可靠性和可伸缩性。首先，Kubernetes 提供了一个灵活和可靠的容器编排平台。它允许用户定义和管理容器化应用程序的部署方式、资源配额、网络配置等，从而实现了高度的订制化和灵活性。用户可以通过 Kubernetes 的声明式 API 来描述所需的应用程序状态，Kubernetes 将负责确保集群中的所有容器都按照所定义的状态进行运行；其次，Kubernetes 具有强大的自动化和自愈能力。它可以自动监测集群中的所有节点和容器的状态，并根据定义的策略进行自动化的伸缩、调度和故障处理。例如当有新的机器学习任务需要执行时，Kubernetes 可以自动扩展集群中的计算资源，并将任务调度到最合适的节点上运行。同时，Kubernetes 还能够自动处理节点故障和容器失败，确保应用程序的高可用性和稳定性。此外，Kubernetes 提供了丰富的服务发现和负载均衡功能，使得容器化应用程序可以轻松地实现服务间的通信和负载均衡。这对于机器学习模型的部署尤为重要，特别是在需要大规模并行处理和模型集成的场景下。Kubernetes 可以帮助用户实现模型服务的水平扩展和负载均衡，确保模型的高性能和可用性。另外，Kubernetes 还提供了丰富的监控和日志功能，用户可以通过集成各种监控和日志系统来实时监控和分析集群中的容器运行状态和性能指标。这对于机器学习模型的部署和调优非常重要，可以帮助用户及时发现和解决潜在的性能问题和异常情况。

模型转换和优化工具：在部署模型之前，通常需要对模型进行转换和优化，以适应目标部署环境和硬件设备。一些工具如 TensorRT（针对 NVIDIA GPU）、OpenVINO（针对 Intel CPU 和 GPU）等提供了模型转换和优化的功能，以提高推理性能和减少模型的资源消耗。TensorRT（NVIDIA TensorRT）是由 NVIDIA 开发的一款专为深度学习推理任务而设计的高性能推理引擎。它采用了一系列优化技术，包括量化、剪枝、层融合等，以提高模型的推理性能，并且针对 NVIDIA GPU 进行了深度优化。TensorRT 旨在加速深度学习模型的推理过程，从而实现更快速的实时响应和更高效的资源利用。TensorRT 提供了丰富的功能和工具，以便于用户对深度学习模型进行转换和优化。首先，TensorRT 支持各种主流深度学习框架（如 TensorFlow、PyTorch 等）的模型转换，用户可以将训练好的模型转换为 TensorRT 可执行的格式，以便于在生产环境中进行高效的推理。其次，TensorRT 提供了一系列优化技术，包括精度量化（Quantization）、网络剪枝（Pruning）、层融合（Layer Fusion）等，这些技术可以有效地减少模型的计算量和内存消耗，提高推理性能和速度。此外，TensorRT 还提供了丰富的加速库和工具，包括用于加速卷积、池化、归一化等常用操作的 CUDA 核心库，以及用于优化内存访问和数据流程的流水线优化器。TensorRT 还提供了面向 C++ 和 Python 的 API 接口，方便用户在不同的编程环境中进行模型的集成和部署。OpenVINO（Open Visual Inference&Neural Network Optimization）是由英特尔推出的一套开源工具套件，专门用于优化深度学习模型的推理性能。其目标是在英特尔的 CPU 和 GPU 等硬件平台上实现高效的推理，并提供了一系列功能，包括模型优化、量化、部署和推理等，以帮助开发者更好地利用硬件资源，提高深度学习模型的执行效率。OpenVINO 的主要功能包括，四个方面。一是模型优化，OpenVINO 提供了一系列优化技术，包括网络剪枝、层融合、量化等，通过这些技术可以减少模型的计算量和内存消耗，从而提高推理速度和降低资源消耗。这些优化技术针对英特尔硬件进行了特别优化，可以充分发挥硬件的性能优势。二是模型量化，OpenVINO 支持对模型进行量化，即将模型中的参数和激活值转换为低精度的整数表示，从而减少模型的存储空间和计算量。这种量化技术可以在不损失太多模型精度的情况下，显著减少推理过程中的资源消耗。三是模型部署，OpenVINO 提供了丰富的部署选项，可以将优化后的模型部署到各种不同的硬件平台上，包括英特尔的 CPU、GPU、FPGA 等。用户可以根据自己的需求选择合适的部署方案，并通过 OpenVINO 提供的工具和 API 实现快速部署。四是模型推理，OpenVINO 提供了高性能的推理引擎，可以实现对优化后的模型进行快速、高效的推理。它支持多种推理任务，包括图像分类、目标检测、人脸识别等，可以满足各种不同场景下的推理需求。

自动化部署工具：一些自动化部署工具如 Ansible、Chef、Puppet 等可以帮助自动化部署和配置机器学习模型及其依赖项。它们可以提高部署的效率和一致性，减少人为错误。Ansible 作为一种基于 SSH 协议的自动化部署工具，在现代软件开发和 IT 运维中扮演着至关重要的角色。其强大的功能和易用性使其成为许多组织和团队首选的部署和配置管理工具。Ansible 的特点之一是其简洁易懂的 YAML 格式配置文件。用户可以使用人类可读的 YAML 语言来描述目标主机的配置和部署任务，这使得配置文件具有很强的可读性和可维护性。相比于其他部署工具，Ansible 的配置文件更加简洁清晰，降低了学习成本和使用难度，使得新用户能够更快速地上手并开始使用。Ansible 采用了基于 SSH 协议的通信机制，这意味着不需要在目标主机上安装任何客户端软件或代理，只须在目标主机上开启 SSH 服务即可。这种基于 SSH 的通信方式保证了安全性和可靠性，并且不会对目标主机的系统进行任何修改，从而减少了潜在的安全风险和对目标系统的影响。Ansible 具有强大的扩展性和灵活性，它提供了丰富的模块库和插件系统，可以满足各种不同场景下的部署需求。用户可以编写自定义模块或插件来扩展 Ansible 的功能，实现更复杂的部署和配置任务。

Chef 是一款领先的自动化配置管理工具，其核心理念是"基础设施即代码"（Infrastructure as Code），旨在通过编写可执行的 Ruby 代码来管理和配置服务器，从而实现自动化部署和管理。与传统的手动配置和管理方式相比，Chef 具有显著的优势和特点。Chef 的核心思想是将基础设施的管理和配置视为代码编写和版本控制的过程。通过编写 Ruby 语言的配置文件（称为 Chef recipes），可以描述服务器的状态和所需配置，使得基础设施的管理变得可编程化和自动化。Chef 提供了丰富而灵活的配置管理功能，可以对服务器的各个方面进行管理，包括软件安装、服务配置、文件管理、用户权限等。借助 Chef 的资源（Resource）和提供者（Provider）模型，用户可以轻松定义和管理服务器的配置。Chef 拥有庞大而活跃的社区，社区成员贡献了大量的 Chef recipes、cookbooks 和插件，覆盖了各种不同的应用场景和部署需求。这些社区贡献使得用户可以快速构建和部署复杂的基础设施，并且能够从社区中获取到及时的支持和帮助。Chef 提供了丰富的扩展和订制功能，用户可以根据自身需求和环境特点订制和扩展 Chef recipes 和 cookbooks，以满足特定的部署需求。同时，Chef 还支持与其他工具和平台的集成，如云服务提供商和持续集成/持续部署（CI/CD）工具。借助 Chef，用户可以实现自动化部署和持续交付（Continuous Delivery），通过将配置和部署过程纳入自动化流水线中，实现快速、可靠和可重复的软件交付。

Puppet 是一款领先的自动化配置管理工具，其基于 DSL（领域特定语言）的设计理念为用户提供了强大的自动化管理能力。Puppet 采用自定义的领域特定语言（DSL），使得用户可以通过简洁和易读的语法描述所需的基础设施配置和管理任务。DSL 的设计使得 Puppet 配置文件具有高度的可读性和可维护性，降低了配置管理的复杂度。Puppet 具有强大的编排功能，可以实现对复杂的基础设施和应用程序的编排和管理。通过定义资源类型和声明资源之间的关系，用户可以轻松地构建和管理复杂的部署场景，实现自动化的配置和协调。Puppet 提供了丰富的资源类型和提供者，可以管理各种不同类型的资源，包括文件、用户、服务、软件包等。Puppet 通过维护资源的状态一致性，确保基础设施的配置符合预期，并且能够及时响应配置变更。Puppet 具有良好的扩展性和可订制性，用户可以根据自身需求和环境特点订制和扩展 Puppet 模块和功能。Puppet 的模块化设计使得用户可以轻松地集成第三方插件和工具，以满足特定的部署需求。Puppet 支持多种不同的操作系统和平台，包括 Linux、Windows 等，可以在各种不同的环境中进行部署和管理。同时 Puppet 还提供了对多环境的支持，可以轻松管理开发、测试和生产环境之间的配置差异。Puppet 拥有庞大而活跃的用户社区，用户可以从社区中获取到丰富的文档、教程和资源，快速入门并解决遇到的问题。同时，Puppet 社区也不断地贡献新的功能和模块，为用户提供更加丰富和完善的配置管理解决方案。

模型监控和管理平台在机器学习和深度学习领域发挥着关键作用，它们可以帮助用户实时监控、管理和优化部署在生产环境中的机器学习模型。

Prometheus 是一款备受欢迎的开源监控和警报工具，其设计目标是为了满足在动态环境下大规模分布式系统的监控需求。该工具的出现填补了市场上对于可靠性强、可扩展性好的监控解决方案的需求，其强大的功能和灵活的特性使其成为许多组织和团队的首选。Prometheus 拥有一个多维度的数据模型，这意味着它能够同时存储不同维度的时间序列数据。这种设计使得用户可以根据不同的维度对数据进行分析和查询，从而更好地理解系统的运行状态和性能特征。例如用户可以根据不同的标签（如主机名、服务名称等）对数据进行分组，以便更精确地定位和解决问题。Prometheus 提供了强大的查询语言，称为 PromQL。通过 PromQL，用户可以对时间序列数据进行灵活的查询和聚合操作，以获取所需的监控指标和统计信息。PromQL 支持各种函数和操作符，包括数学运算、聚合函数、条件表达式等，使得用户可以根据具体需求编写复杂的查询语句。Prometheus 支持警报规则和通知机制，用户可以定义各种警报规则，并设置相应的通知方式，如电子邮件、短信、Slack 消息等。当监控指标达到或超过设定的阈值时，系统会自动触发警报并发送通知给相关的人员，以便及时发现并解决潜在的问题，保证系统的稳定性和可靠性。除此之外，Prometheus 还具有高度的可扩展性和灵活性。它采用了分布式架构，支持水平扩展和多副本部署，可以轻松应对不断增长的监控数据量和系统规模。此外，Prometheus 还提供了丰富的可视化功能，用户可以通过 Grafana 等工具创建仪表板，实现对监控数据的可视化展示和分析。

Grafana 是一款备受欢迎的开源数据可视化监控平台，广泛应用于各种领域，包括软件开发、系统运维、物联网、工业控制等。其设计初衷是为了让用户能够轻松地将各种数据源的信息进行可视化展示，并通过图表和仪表板直观地了解数据的趋势、分布和关联性。Grafana 具有丰富的数据源支持，可以与多种数据存储和监控系统集成。其中，包括了常见的时序数据库如 InfluxDB、Graphite、Prometheus 等，以及其他类型的数据源如 Elasticsearch、MySQL、PostgreSQL 等。这使得用户可以将各种来源的数据汇聚到 Grafana 平台上，实现数据的统一管理和可视化展示。Grafana 提供了强大的图表和面板功能，用户可以通过配置仪表板来自定义展示数据的方式和样式。它支持多种图表类型，包括折线图、柱状图、饼图、热力图等，同时还可以添加文本、图片、表格等元素，使得用户可以根据实际需求创建出美观、直观的监控仪表板。Grafana 还提供了灵活的警报功能，用户可以定义各种警报规则和阈值，并设置相应的通知方式，如电子邮件、Slack 消息、Webhook 等。当监控指标达到或超过设定的阈值时，系统会自动触发警报，并及时发送通知给相关人员，以便他们采取相应的措施来处理问题。除此之外 Grafana 还支持多用户和权限管理，可以根据用户的角色和权限来限制其对仪表板和数据源的访问和操作，保证系统的安全性和稳定性。

TensorBoard 是由 TensorFlow 提供的一个强大的可视化工具，旨在帮助用户更好地理解和调试深度学习模型。作为 TensorFlow 的重要组成部分，TensorBoard 提供了丰富的功能，包括实时监控训练过程、可视化模型结构、分析模型性能和嵌入向量等。下面将详细介绍 TensorBoard 的主要功能和优势。TensorBoard 可以实时监控训练过程中的各种指标，如损失函数、准确率、学习率等。通过 TensorBoard 提供的直观图表和曲线，用户可以清晰地了解模型在训练过程中的表现，并及时发现潜在的问题或改进方向。此外，TensorBoard 还支持多种图表类型和可视化方式，如折线图、直方图、散点图等，使得用户可以根据需要自定义监控面板，实现对训练过程的全面监控。TensorBoard 能够可视化深度学习模型的结构和计算图。用户可以通过 TensorBoard 清晰地查看模型的整体结构、各个层的连接关系以及参数的分布情况。这有助于用户深入理解模型的组成和运行机制，快速定位模型中的问题，并进行相应的调整和优化。TensorBoard 还支持对嵌入向量进行可视化和分析。通过将高维的嵌入向量映射到二维空间，并在 TensorBoard 中进行可视化展示，用户可以直观地观察和分析数据之间的相似性和关联性。这对于理解模型学习的特征表示、进行聚类分析、可视化词嵌入等方面都具有重要意义。除了以上功能外，TensorBoard 还提供了诸多其他实用工具，如图像可视化、计算图导航、超参数调整等，为用户提供了全面的模型调试和分析工具。而且，TensorBoard 支持与 TensorFlow 紧密集成，用户无需额外的配置和安装，即可轻松使用。

MLflow 是一款功能强大的开源机器学习平台，旨在帮助用户管理、跟踪和部署机器学习项目的整个生命周期。MLflow 的设计理念是提供一个统一的平台，集成了实验追踪、模型版本管理和模型部署等功能，使得用户可以更轻松地开发、调试和部署机器学习模型。MLflow 提供了实验追踪功能，用于记录和跟踪机器学习项目的各个实验。用户可以通过 MLflow 追踪和比较不同实验的指标、参数和结果，了解不同模型配置的性能差异，并选择最优的模型配置；此外，MLflow 还支持实验的可视化和共享，方便团队成员之间的交流和合作。MLflow 具备模型版本管理的能力，可以帮助用户管理和跟踪不同版本的机器学习模型。用户可以使用 MLflow 轻松地注册、存储和比较不同版本的模型，查看模型的变更历史，并回溯到任意版本的模型状态。这有助于用户管理模型的演进过程，保证模型的稳定性和可追溯性；MLflow 还支持模型部署功能，可以将训练好的机器学习模型部署到生产环境中，并提供实时的模型推理服务。MLflow 支持与各种部署环境集成，包括本地环境、云端环境和边缘设备，用户可以根据需要选择合适的部署方式，并灵活地扩展和管理部署的模型服务。

Kubeflow 是一个强大的开源机器学习工作流程平台，旨在简化在 Kubernetes 上部署、管理和监控机器学习模型的过程。作为 Kubernetes 的一个扩展，Kubeflow 利用了 Kubernetes 的弹性和可扩展性，为用户提供了一个端到端的机器学习解决方案。Kubeflow 的核心功能包括模型训练管道、模型部署和模型监控。首先，Kubeflow 提供了模型训练管道，使用户能够轻松地构建、管理和运行机器学习训练任务。通过定义管道中的各个步骤和组件，用户可以创建复杂的训练工作流程，并在 Kubernetes 集群中自动化执行。这种模型训练管道的设计使得用户可以轻松地重复和扩展训练任务，提高了工作效率和生产力。其次，Kubeflow 支持模型部署功能，允许用户将训练好的机器学习模型部署到生产环境中，并提供实时的模型推理服务。通过 Kubernetes 的容器编排能力，Kubeflow 可以轻松地部署和管理模型服务，并实现高可用性和弹性扩展。用户可以根据需要调整模型的规模和资源配置，以满足不同的性能要求和负载需求。

Kubeflow 还提供了模型监控功能，用于实时监控和管理部署在 Kubernetes 上的机器学习模型。用户可以通过 Kubeflow 的监控面板查看模型的性能指标、资源利用率和运行状态，及时发现和解决潜在的问题。此外，Kubeflow 还支持警报功能，允许用户设置警报规则，并在出现异常情况时及时通知相关人员。

第三章　胃癌的早期检测与诊断应用

第一节　胃癌的医学背景

一、胃癌概述：流行病学和危险因素

（一）胃癌的全球和区域流行病学

全球范围内，胃癌的影响是深远而广泛的。作为全球第五大最常见的癌症类型，以及第三大致死的癌症原因，胃癌在全球健康事务中占据了重要位置。这种癌症在不同地区的发病率差异显著，反映出多种环境、遗传和生活方式因素的综合作用。在亚洲、东欧和南美洲的某些地区，胃癌的发病率尤其高。这与地区的独特饮食习惯、遗传背景以及环境因素有关。例如亚洲某些国家的居民倾向于食用高盐分、高亚硝酸盐的食物，如腌制食品，这被认为增加了胃癌的风险。同时幽门螺杆菌的高感染率也是这些地区胃癌高发的一个重要因素。幽门螺杆菌是一种细菌，能引起胃黏膜的慢性炎症，长期感染导致胃癌。在东欧和南美洲的某些地区，胃癌的高发病率也与这些地区特有的社会经济条件、环境因素和医疗保健资源的不足有关。例如这些地区的一些群体更难获得高质量的医疗服务，包括癌症的早期诊断和治疗，导致胃癌的发现和治疗延迟，从而增加死亡率。此外，生活方式因素，如吸烟和酗酒，也在全球范围内对胃癌的发病率有重要影响。吸烟被认为是胃癌的一个重要危险因素，因为它可以导致胃黏膜损伤，并增加癌症的发生风险。

在区域层面上，东亚国家，特别是日本和韩国，胃癌的发病率和死亡率都特别高。这种现象与这些地区独特的遗传背景、饮食习惯和幽门螺杆菌的高感染率有关。例如这些地区的饮食中普遍含有较高的盐分和腌制食品，这被认为是胃癌风险的主要促进因素之一。幽门螺杆菌的感染在全球范围内与胃癌的发病有着密

切的关系。长期的幽门螺杆菌感染会导致胃黏膜的慢性炎症，这种炎症状态被认为是胃癌发展的关键前期条件。尽管如此，并非所有感染幽门螺杆菌的人都会发展成胃癌，这表明还有其他遗传或环境因素在发病过程中起作用。此外，亚洲、东欧和南美洲的某些地区也报告了较高的胃癌发病率，这与地区特有的生活方式和环境因素有关。例如这些地区的一些人群更频繁地接触到与胃癌风险相关的职业环境因素，或者有着不同的饮食习惯和遗传倾向。

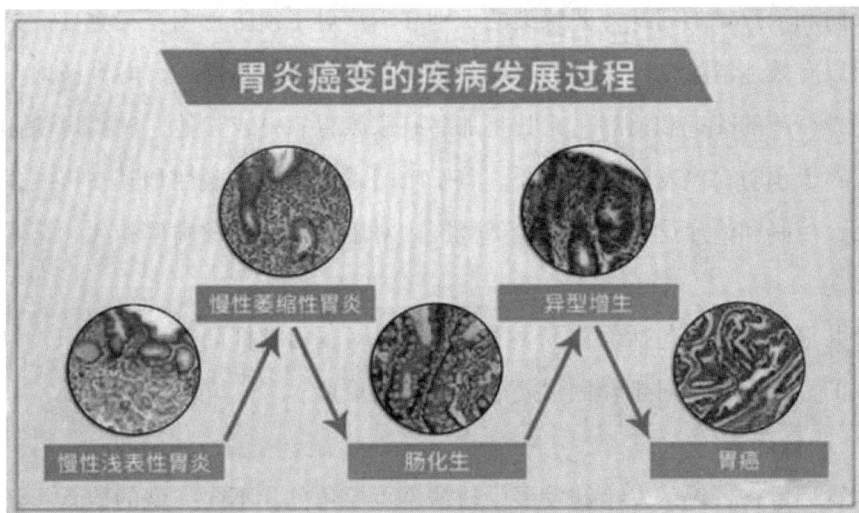

图 3-1　胃炎癌变的疾病发展过程

（二）识别并讨论与胃癌相关的主要危险因素

胃癌的发生与多种危险因素有关，这些因素在不同程度上影响个体患胃癌的可能性。

1. 幽门螺杆菌

幽门螺杆菌（Helicobacter pylori）感染在胃癌发生中扮演着重要角色，幽门螺杆菌是一种螺旋形细菌，能够在胃酸的环境中存活并感染胃黏膜。这种细菌的感染是全球范围内最常见的感染之一，估计超过一半的世界人口被感染。

感染机制：幽门螺杆菌通过多种机制影响胃黏膜，包括直接侵入胃黏膜、产生毒素和引发免疫应答。这些机制共同作用导致慢性炎症，长期下去引起胃黏膜的结构和功能改变。

病理过程：幽门螺杆菌感染引起的慢性炎症可以导致一系列胃部疾病，从轻微的胃炎到严重的胃溃疡和胃癌。感染初始只导致轻微的症状或无症状，但随着时间的推移，慢性炎症导致胃黏膜萎缩，增加胃癌的风险。

胃癌风险：长期的幽门螺杆菌感染被认为是胃癌，尤其是非心源性胃癌的一个重要危险因素。这种细菌与胃黏膜癌变的机制包括由慢性炎症引起的细胞损伤、DNA 损伤以及癌前病变的形成。

预防和治疗：幽门螺杆菌感染的识别和治疗对于预防胃癌至关重要。抗生素治疗可以有效地清除幽门螺杆菌，减少感染带来的胃黏膜损伤。对高风险人群进行幽门螺杆菌的筛查和治疗，尤其是那些有家族胃癌史或其他胃癌高风险因素的人群，对于预防胃癌发展非常重要。鉴于幽门螺杆菌的普遍性和其在胃癌发病中的作用，控制和治疗这种感染在全球范围内对于降低胃癌发病率和死亡率具有重要意义。

公共卫生干预：包括改善卫生条件、提高对幽门螺杆菌感染的认识，以及提供有效的治疗手段，对于降低胃癌的负担至关重要。

2. 饮食因素

饮食因素在胃癌的发生和发展中扮演着重要角色，不同类型的饮食习惯对胃癌风险的影响也各不相同。

高盐饮食和腌制食品：含盐量高的食物和腌制食品是已知的胃癌危险因素。盐分高的食物直接损伤胃黏膜，促进癌变过程。腌制食品中含有的亚硝酸盐和其他化学物质在胃内转化为致癌物。这些物质能引起胃黏膜细胞的 DNA 损伤，增加癌变风险。特别是在一些亚洲国家，如日本和韩国，传统饮食中高盐和腌制食品的摄入与胃癌高发病率有关。

蔬菜和水果的摄入：相反地，富含新鲜蔬菜和水果的饮食被认为有助于降低胃癌风险。蔬菜和水果中富含抗氧化剂、维生素和矿物质，这些营养素能够保护胃黏膜免受损伤，降低癌变的可能性。例如维生素 C 和维生素 E 以及 β-胡萝卜素等抗氧化剂有助于中和胃内潜在的致癌自由基。

加工肉类的消费：加工肉类如香肠和熏肉，也与增加的胃癌风险相关。这些食品中的防腐剂和化学添加剂（如亚硝酸盐）在胃内形成致癌物质。

饮食纤维和益生元：高纤维饮食有助于降低胃癌风险，纤维素能促进肠道健康，帮助消化，并减少致癌物质在胃内的滞留时间。益生元如大蒜和洋葱中的特定化合物，对防止胃癌也有益处。

饮食模式的整体效应：不仅是单个食物，整个饮食模式对胃癌风险的影响也很重要。地中海饮食模式以其富含橄榄油、蔬菜、水果和全谷类的特点，被认为有助于降低罹患胃癌的风险。

3. 吸烟和饮酒

吸烟和酒精消费对胃癌风险的影响是公共卫生关注的重要问题。这两种习惯被认为与多种癌症类型的发生有关，包括胃癌。

吸烟与胃癌：吸烟被广泛认为是胃癌的重要危险因素，烟草中含有多种已知的致癌物质，如多环芳烃和亚硝胺，这些物质可以通过血液传输到胃部，对胃黏膜造成直接的化学损伤。此外，吸烟还减弱胃黏膜的自我修复能力，降低对其他致癌因素的防御力。长期吸烟增加胃黏膜炎症，从而增加了胃癌的风险。

酒精与胃癌：酒精对胃癌风险的影响相对不那么明确，但研究表明过量饮酒与胃癌风险增加有关。酒精通过几种机制增加胃癌的风险，包括直接刺激胃黏膜、改变胃酸分泌、影响胃黏膜的屏障功能，以及增加幽门螺杆菌感染的可能性。此外酒精的代谢产物如乙醛是一种已知的致癌物，导致胃黏膜细胞的 DNA 损伤。

协同效应：吸烟和饮酒有协同效应，共同增加胃癌的风险。这意味着同时吸烟和饮酒的人胃癌风险高于仅吸烟或仅饮酒的人。

公共卫生意义：考虑到吸烟和饮酒的普遍性，这些因素在全球范围内的胃癌预防中具有重要的公共卫生意义。公共卫生策略应关注减少吸烟和限制过量饮酒，以降低胃癌的发生率。

预防措施：在个人层面上，避免吸烟和限制酒精消费是预防胃癌的重要策略之一。戒烟和减少酒精摄入不仅对降低胃癌风险有益，还有助于改善整体健康状况，降低罹患其他类型癌症和慢性疾病的风险。

4. 遗传因素

遗传因素在胃癌的发生中占有重要地位，尤其应当考虑到家族史中胃癌的出现。遗传易感性与胃癌之间的关系可以从多个角度来理解。

遗传易感性：特定的遗传变异在胃癌家族史中发挥作用。这些变异增加胃黏膜细胞对致癌因素的敏感性，导致胃癌风险增加。例如某些类型的遗传性非息肉性结肠癌（HNPCC）或林奇综合征的携带者，有更高的胃癌风险。

家族性胃癌：家族性胃癌是指在一个家庭中有两个或更多的胃癌病例，而且不能完全用环境或生活方式因素来解释。这种情况表明存在特定的遗传倾向，虽然大多数胃癌病例是散发性的，但家族性胃癌在所有病例中占有一定的比例。

生活方式和环境因素：家族史中胃癌的增加风险也是由于家庭成员间共有的生活方式和环境因素。例如相似的饮食习惯、幽门螺杆菌感染的可能性和其他环境暴露在这些家庭中更常见。遗传咨询和筛查：对于家族史中有胃癌患者的个体，遗传咨询是一个重要的步骤。这可以帮助评估个体的胃癌风险，并在必要时提供早期筛查和预防策略。

基因研究：对胃癌遗传学的研究正在不断进展，旨在识别与胃癌风险相关的具体基因变异，这种研究对于理解胃癌的遗传机制和发展有针对性的预防策略具有重要意义。

5. 其他因素

除了已经讨论论过的危险因素之外，还有一些其他因素也在胃癌的风险上起着重要作用，包括年龄、性别、胃部手术史、遗传病变和特定的职业暴露。

年龄是胃癌风险的一个显著因素。胃癌的发病率随着年龄的增长而增加，尤其是在65岁以上的人群中更为常见，随着年龄增长，胃黏膜细胞累积了更多的遗传变异，加之免疫系统的衰老，使得老年人更易发生癌症。

在全球范围内，男性比女性有更高的胃癌风险。这种差异与性激素、生活方式和环境因素有关，但确切的原因尚不完全清楚。

曾经进行胃部手术的人，尤其是因为非癌性疾病（如溃疡）进行的胃部切除术，其胃癌风险增加。胃部手术改变胃内环境，如胃酸分泌减少，导致胃黏膜长期受到刺激，增加癌变风险。

某些遗传病变，如遗传性非息肉性结肠癌（HNPCC），也与胃癌风险增加有关。这些遗传条件通常涉及DNA修复机制的缺陷，导致细胞更易积累致癌的遗传变异。

特定的职业暴露，如长期接触石棉或某些工业化学物质，也被认为与胃癌风险增加有关。这些物质通过吸入或其他途径进入体内，对胃黏膜造成直接或间接的损伤。

　　社会经济地位也影响胃癌风险，较低的社会经济地位与不良的饮食习惯、高风险生活方式以及较差的医疗保健访问有关，这些因素都增加患胃癌的风险。

二、胃癌的阶段和类型

（一）描述胃癌发展的各个阶段

　　胃癌的发展阶段是根据癌症在胃内的扩散程度以及是否已经到达胃外的其他部位来定义的。

　　阶段 0（原位癌）。在阶段 0（原位癌），癌细胞的生长仅限于胃黏膜的内层，尚未渗透到胃的更深层组织，也没有扩散到淋巴结或其他器官。这意味着肿瘤尚未发展到侵袭性癌症的阶段，仍然局限在原发灶内。由于在这个阶段，癌细胞仍处于局部范围内，治疗效果通常较好，预后良好。常见的治疗方法包括内窥镜下的切除手术、局部切除或消融术等局部治疗方法。这些治疗方法可以有效地切除或摧毁肿瘤，而且术后恢复较快，并且通常不需要额外的放疗或化疗。另外，阶段 0 的胃癌通常会被诊断得比较早，因为它们还没有扩散到其他部位，所以患者通常会在症状出现时就寻求医疗帮助，这有助于早期发现和治疗。一旦诊断确认，及时的治疗能够有效地控制病情，并且预后通常是良好的。

　　阶段 I。在阶段 I，根据癌症的侵袭深度和淋巴结受累情况，分为两个亚阶段：IA 和 IB。在 IA 阶段，癌细胞已经侵入胃的次黏膜层或肌肉层，但尚未扩散到淋巴结。这表示癌症尚处于早期阶段，虽然已经开始向胃壁深层扩散，但尚未涉及淋巴系统。对于大多数患者来说，IA 阶段通常具有较好的治疗前景，治疗方法可能包括手术切除、局部放疗或者内窥镜治疗等。尽管已经开始向深层组织侵袭，但由于尚未涉及淋巴结，因此患者的预后通常较好。而在 IB 阶段，癌细胞已经侵入更深层的胃组织，或者已经扩散到一小部分（通常是 1 至 2 个）淋巴结。这意味着癌症的侵袭程度相对更严重，已经进展到较深的阶段，且开始涉及淋巴系统。对于 IB 阶段的患者来说，治疗通常需要更为综合的策略，涉及手术切除、放疗、化疗等多种治疗方式的组合。尽管治疗相对更为复杂，但如果能够及时采取有效的治疗措施，仍然有望获得较好的治疗效果。

阶段 II。在阶段 II，癌症进一步扩散，已经影响到胃的所有层面，这意味着癌症已经向胃壁的各个层面扩展，包括黏膜层、肌肉层和浆膜层。此时，癌症通常已经在胃内形成较大的肿块，并且可能已经侵犯到周围的组织和器官。在阶段 II，癌症还扩散到更多的淋巴结（通常是 3 至 6 个），但尚未扩散到远处的器官。这表明癌症的进展已经开始涉及淋巴系统，但尚未形成远处转移。由于癌症的进展，阶段 II 的治疗通常需要更加积极的手段。常见的治疗方式包括结合手术和化疗或放疗。手术可能需要更广泛地切除胃部组织，以确保彻底清除肿瘤。化疗和放疗则可以用来减轻症状、控制肿瘤的生长和扩散，并尽可能地延长患者的生存时间。

阶段 III。在阶段 III，胃癌已经进展到相当严重的程度。癌症已经扩散到胃周围的结构，如大网膜或邻近器官。此时，癌症细胞可能已经侵犯到胃周围的肠道、脾脏、胰腺等器官或结构，导致更为复杂和严重的病理变化。此外，阶段 III 的胃癌通常已经扩散到大量的淋巴结，这表明癌症已经涉及更广泛的淋巴系统。尽管远处转移尚未发生，但癌症的进展已经相当严重。在面对阶段 III 的胃癌时，治疗需要综合多种方法。手术可能仍然是治疗方案的一部分，但其范围可能更广，涉及更大范围的组织切除。化疗和放疗通常与手术结合使用，旨在控制肿瘤的生长和扩散，减轻症状，并提高患者的生存率。此外，靶向治疗也可能成为治疗的一部分，通过针对特定的癌症细胞分子靶点来抑制癌细胞的生长和扩散。

阶段 IV。在阶段 IV，胃癌已经到了晚期，因为癌细胞已经远处转移到其他器官，如肝脏、肺部、骨骼或其他远处器官。这种远处转移大大增加了治愈的难度，并使得治疗的重点转向了缓解症状和提高患者生活质量。由于阶段 IV 的胃癌通常已经扩散到身体的其他部位，因此单纯地通过手术来治疗已经不太可能。治疗的目标主要是控制病情的进展、减轻症状、延长患者的生存时间，并提高其生活质量。因此，治疗方案通常采用了多种综合的方法。化疗是阶段 IV 胃癌治疗的常见选择之一，通过药物抑制癌细胞的生长和扩散，从而控制病情。放疗也可以用于减轻症状和缓解疼痛，尤其是对于癌症向骨骼等部位转移的情况。靶向治疗则是针对特定的癌细胞分子靶点，通过抑制癌细胞的生长和扩散来控制病情。除了药物治疗外，姑息性手术也可能作为一种选择，用于缓解癌症导致的症状，例如减轻胃部痛苦或消化道梗阻等。此外，姑息性护理和支持性治疗也非常重要，可以帮助患者减轻痛苦、维持营养、提高心理抗压能力等。

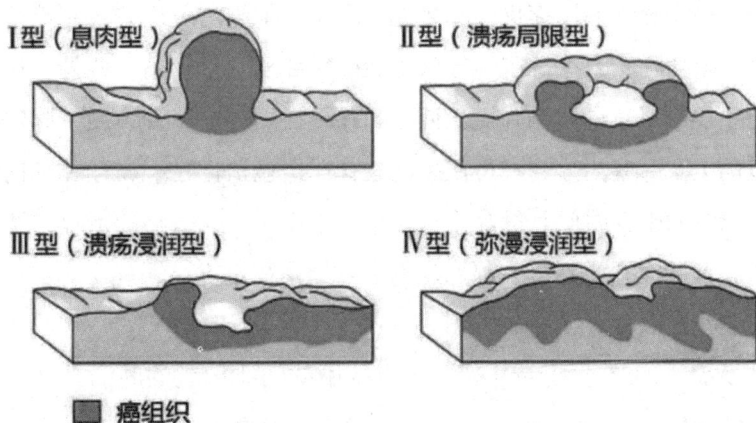

图 3-2　胃癌发展各阶段

（二）区分胃癌的主要类型

胃癌的分类基于其组织学特征，不同类型的胃癌在生物学行为、治疗方法和预后方面有所不同。

1. 腺癌

腺癌有两种。一是肠型腺癌，这种类型的胃癌形成明显的肿瘤或块状结构，细胞排列较为有序。肠型腺癌通常与饮食因素（如高盐饮食和腌制食品）有更密切的联系。其生物学行为相对较稳定，对一些传统治疗方法的反应较好。早期肠型腺癌相对容易被发现，因为其形成的实体瘤块在检查中更容易被察觉。

二是弥漫型腺癌（朗格汉斯型腺癌），这种类型的胃癌特点是癌细胞分布在胃壁中，不形成明显的实体瘤块。弥漫型腺癌通常更具侵袭性，且难以在早期诊断。其细胞排列较为散乱，使得在胃内扩散的过程中更难察觉。由于其生物学行为的特殊性，治疗难度较大，而且通常有较差的预后。

弥漫型腺癌也称为朗格汉斯型腺癌，是一种特殊类型的胃癌，其特点是癌细胞散布在整个胃壁，而不是形成明显的肿块或结节。这种癌症形式使得胃壁变得厚实，失去了正常的弹性。与其他类型的胃癌相比，弥漫型腺癌通常预后较差。这主要是因为弥漫型腺癌往往更难被早期发现，并且具有更高的侵袭性。由于癌细胞散布在整个胃壁，而不是局限于特定区域形成肿块，因此在临床上往往难以被发现。患者可能不会出现明显的症状，或者症状可能被误解为其他胃部问题，导致诊断的延迟。另外弥漫型腺癌的治疗也面临挑战。由于癌细胞的广泛分布，传统的外科手术往往无法完全切除所有癌细胞，导致术后的局部复发率较高。此外，这种类型的癌症通常已经在诊断时进展到晚期，使得治疗更加困难。尽管弥漫型腺癌的预后通常较差，但仍然有一些治疗选择可供患者选择。这包括化疗、放疗和靶向治疗等方法，以延长患者的生存时间和提高生活质量。近年来，一些新的治疗方法和药物也在不断研究和发展中，为弥漫型腺癌患者带来了一线希望。

2. 胃肠间质瘤（GIST）

胃肠间质瘤（GIST）是一种起源于胃壁中的间质细胞的肿瘤，这些细胞起着调控胃运动的功能。GIST 可以在任何年龄发生，但更常见于中老年人。其行为范围从非常缓慢生长到高度侵袭性。GIST 起源于胃壁中的间质细胞，这些细胞在正常情况下帮助控制胃的运动。这类肿瘤的发展与胃的内层组织有关，它们可以发生在胃的不同部位，包括胃体和胃底。GIST 在任何年龄发生，但更常见于中老年人。发病的确切原因目前尚不明确，但一般认为与遗传因素、突变和其他环境因素有关。GIST 的行为范围相当广泛，从非常缓慢生长的肿瘤到高度侵袭性的肿瘤。有些 GIST 长时间不引起症状，而另一些在早期就表现出侵袭性生长。这使得 GIST 的治疗和管理需要个体化的方法，根据肿瘤的性质和患者的具体情况来决定最佳的治疗策略。GIST 的临床症状可以因肿瘤的大小和位置而有所不同。一些患者经历腹痛、腹部肿块、恶心、呕吐等症状。由于 GIST 的生物学行为多样，一些肿瘤在早期被无症状地发现，而另一些会引起严重的症状和并发症。

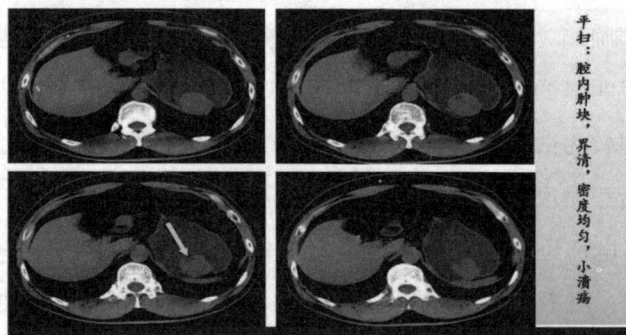

图 3-3　胃肠间质瘤（GIST）影像表现

3. 胃体淋巴瘤

胃体淋巴瘤是一种在胃黏膜下层的淋巴组织中发展的罕见肿瘤类型。相比其他类型的胃癌，胃淋巴瘤具有独特的生物学特征和治疗需求。这种肿瘤主要源于胃黏膜下层的淋巴组织，与淋巴系统有密切的关联。淋巴瘤的发展通常起源于淋巴细胞，并且与淋巴组织的异常增殖有关。由于胃淋巴瘤的生物学特征与其他类型的胃癌有所不同，因此治疗方法需要根据个体情况进行个性化和专门化的制定。一般而言，胃淋巴瘤的治疗方案通常包括化疗、放疗、免疫疗法和抗体治疗等多种手段，以根据肿瘤的类型、分级和分子特征来制订最有效的治疗计划。与其他胃癌相比，胃淋巴瘤表现出特殊的生物学行为。研究表明，它对放疗或免疫疗法有更好的响应，而对传统的化疗药物的敏感性可能有所不同。因此，在制订治疗方案时，医生通常会考虑淋巴瘤的亚型、分级和其他分子特征，以选择最适合的治疗策略。胃淋巴瘤的预后和治疗效果因个体病情和治疗方案的不同而有很大差异。定期的监测和随访对于评估治疗效果、发现复发或进展等情况至关重要。通过定期的医学影像检查和临床评估，医生可以及时调整治疗方案，并采取必要的措施来管理患者的病情。

其他类型，在胃癌的分类中，鳞状细胞癌和小细胞癌都属于相对罕见的类型，相比于胃内主要由腺细胞构成的腺癌，它们的发病率较低。鳞状细胞癌起源于胃黏膜的表面鳞状上皮细胞，通常在胃的下部或贲门部位发生；而小细胞癌则源于神经内分泌细胞，其发病机制与胃癌其他类型不同。由于这两种类型的胃癌相对罕见且具有独特的病理特征，因此对临床医生来说，了解它们对于制订个体化治疗计划至关重要。首先，对于确诊为鳞状细胞癌或小细胞癌的患者，医生需要针对其特定的病理类型进行治疗策略的制定。由于这些类型的胃癌在临床表现、病程和治疗反应上可能存在差异，因此需要针对其特点进行个体化的治疗方案设计。

其次，鉴于这些类型的胃癌通常预后较差，早期的诊断和治疗显得尤为重要。因此对于具有相应高危因素或临床表现的患者，应该加强对鳞状细胞癌和小细胞癌的筛查和检测，以便尽早发现并采取相应的治疗措施。针对这些罕见类型的胃癌，临床医生还需要充分了解其病理生理特点、易感因素以及治疗方法的最新进展，以便为患者提供最佳的医疗服务和支持。这需要医生不断更新自己的知识和技能，与胃癌治疗领域的最新发展保持同步。不同类型的胃癌对治疗的反应不同，因此准确的诊断对于指导治疗选择和预测疗效非常重要。例如，GIST 通常对特定的靶向治疗药物反应良好，而传统的化疗对于某些类型的胃癌效果不佳。因此了解胃癌的具体类型对于实现最佳治疗效果至关重要。

三、当前早期检测和诊断的挑战

（一）当前胃癌早期检测和诊断面临的挑战

当前胃癌早期检测和诊断面临的挑战十分显著，这些挑战不仅影响了胃癌的早期发现，也影响了治疗效果和患者的生存率。比如，无症状的早期病变就是胃癌早期诊断中的一大挑战。由于胃癌早期通常没有明显的症状，或者症状很轻微，患者忽视了这些症状，或者将其归因于普通的消化不良、胃炎等常见疾病。这种情况导致了很多患者错过了早期诊断的最佳时机。在胃癌的早期阶段，肿瘤通常处于较小的状态，未引起明显的症状。即使出现了一些症状，如轻微的消化不良、上腹部不适或者食欲不振，很多患者也将其视为日常生活中的一些小问题，而不会及时就医。这样的情况使得癌症在被诊断时已经发展到晚期，肿瘤已经扩散到其他器官，治疗的难度和复杂度大大增加，且治愈的机会大幅降低。此外胃癌早期的症状往往比较非特异性，容易被人们忽视或与其他消化系统疾病相混淆。因此很多患者在出现症状时并不会立即寻求医疗帮助，错过了早期诊断和治疗的最佳时机。

缺乏广泛的筛查程序是当前胃癌早期检测和诊断面临的另一个重要挑战。相比之下，许多国家和地区尚未建立系统的胃癌筛查程序，尤其是在被认为是低风险地区的地方。与其他常见癌症类型（如乳腺癌和结直肠癌）相比，胃癌的筛查意识和可获得性较低，这导致了胃癌早期检测的困难。胃癌筛查的主要挑战之一是筛查技术的限制。虽然上消化道内窥镜是诊断胃癌的有效手段，但它是一种侵入性的检查方法，会给患者带来不适。这种不适包括喉咙异物感、呕吐反射、胃部不适等，这些因素会降低患者接受内窥镜检查的意愿。另外内窥镜检查还存在着一定的风险，如出血、穿孔等，并且需要受过专业训练的医疗人员进行操作。这意味着在资源匮乏的地区，内窥镜检查的普及程度可能较低，很多患者无法获得及时的筛查服务。

内窥镜筛查的高成本和对专业技术人员的需求是限制其在广泛人群中应用的主要因素之一。首先，内窥镜检查需要昂贵的设备和配套的设施，包括内窥镜本身、光源、摄像系统以及清洗和消毒设备。这些设备的购置和维护成本都很高，使得内窥镜筛查的费用相对较高，对于一些经济条件较差的地区和个人来说，难以承担。内窥镜检查需要受过专业培训的医疗人员进行操作和解读检查结果。这些专业技术人员包括胃肠内科医生、内窥镜护士和技术人员等。他们需要具备丰富的经验和技能，才能确保内窥镜检查的准确性和安全性。然而，在一些初级保健水平较低的地区，缺乏受过专业培训的医疗人员，这限制了内窥镜筛查的普及程度。内窥镜检查通常需要患者到医院或诊所进行，这对于一些交通不便、医疗资源匮乏的地区来说是一个挑战。患者需要花费时间和金钱去医疗机构，有时还需要请假或安排交通，这可能会影响他们接受筛查的意愿和能力。风险评估困难，胃癌风险评估需要考虑多种因素，包括遗传、生活方式和环境因素。目前还没有一个统一的、高效的方法来识别哪些人群应该进行胃癌筛查。

缺乏早期生物标志物是当前胃癌早期诊断面临的一个主要挑战。尽管科学家们正在积极寻找能够早期识别胃癌的生物标志物，但目前还没有一个被广泛认可且高度有效的早期检测标志物。特别是在血液中检测早期胃癌的生物标志物方面，研究进展相对较慢，存在着诸多挑战。一方面，胃癌的发展过程复杂，涉及多种生物学机制和信号通路的变化。因此，要发现早期胃癌的特异性生物标志物，需要对这些生物学变化有深入的理解，并且需要大规模的临床研究来验证候选标志物的有效性和准确性。另一方面，血液中的胃癌标志物往往在早期阶段的浓度较低，与其他生理或病理状态的标志物有重叠，因此检测的灵敏度和特异性需要得到进一步提高。目前，尽管已经发现了一些潜在的血液标志物，如CA 19-9、CA 72-4等，但它们的临床应用受到一定的局限性，其作为早期胃癌诊断的独立标志物的准确性和特异性尚未得到广泛认可。此外由于胃癌的异质性，不同患者之间的生物标志物表达可能存在较大差异，这也增加了寻找普适性标志物的难度。因此，尽管科学家们对早期胃癌生物标志物的研究充满信心，并且技术手段在不断进步，但要实现血液标志物在早期胃癌诊断中的有效应用，仍然需要进一步的深入研究和临床验证。

（二）现有诊断方法的局限性以及改进的必要性

内窥镜检查的局限性。尽管内窥镜是诊断胃癌的主要方法，但其准确性高度依赖于医生的技术水平和经验。内窥镜无法检测到微小或隐蔽的病变，特别是在胃的褶皱中或者胃壁深层的病变。内窥镜检查对患者来说是侵入性的，会引起不适或并发症，限制了其在一些患者中的应用。

影像学检查的限制。虽然 CT 扫描、MRI 等影像学检查在评估胃癌的扩散和分期方面非常有用，但它们对早期胃癌的检出率有限。这些方法无法检测到小的肿瘤或仅限于胃黏膜的癌变，影像学检查也存在成本高和设备可及性的问题。

生物标志物的需求。目前缺乏可靠的早期胃癌生物标志物。发现这样的标志物对于通过血液测试等非侵入性方法进行早期诊断极为重要。生物标志物的发现和验证可以提高筛查的灵敏度和特异性，尤其是对于那些无法接受内窥镜检查的人群。

个体化风险评估的必要性。需要更精准和个性化的方法来评估个体的胃癌风险，通过遗传、生活方式、饮食习惯和环境暴露等因素，更好地了解高风险人群，可以订制更有效的筛查和预防策略。

公共健康策略的改进。提高公众对胃癌早期症状的认识和警觉性是非常重要的，这有助于早期发现和治疗。发展针对高风险人群的筛查计划，包括教育和资源的分配，以便更多人能够接受早期检查。加强公共卫生系统，提供更广泛和更容易获取的医疗资源，特别是在资源有限的地区。

第二节　胃息肉的检测技术

一、胃息肉检测技术的进展

（一）回顾胃息肉检测的最新技术进展

胃息肉检测的最新技术进展是胃癌早期诊断和治疗领域的重要一环。

1. 高分辨率内窥镜

高分辨率内窥镜是近年来在胃部检查中的一个重要技术进步，它为胃息肉的检测和评估提供了显著的优势。高分辨率内窥镜使用先进的摄像头技术，提供比传统内窥镜清晰度更高的图像。这种高清晰度成像使医生能够观察到胃黏膜的微小细节，包括微细的血管结构和表面纹理。由于其高清晰度的图像，高分辨率内窥镜可以更有效地检出小的或早期的胃息肉和其他病变。这对于早期诊断和治疗胃癌至关重要，因为早期病变通常更容易治疗，且治疗效果更好。高分辨率内窥镜能够清楚地显示息肉的表面特征，如颜色、纹理和血管模式，这些信息对于判断息肉的性质（良性或恶性）非常重要。特定的表面特征，如不规则的血管模式或不均匀的着色，提示恶性变化。对于已知的胃息肉，高分辨率内窥镜可用于定期监测其变化，如大小、形状或颜色的变化，这些是恶变的迹象。这种监测对于决定是否需要进行生物镜检查或息肉切除至关重要。尽管高分辨率内窥镜是侵入性器械，但由于其高效的检测能力，减少了需要进行的检查次数。还可以通过精确诊断减少不必要的生物镜检查或手术。

2. 窄带成像（Narrow Band Imaging，NBI）

窄带成像（Narrow Band Imaging，NBI）是一种先进的内窥镜成像技术，它通过特殊的光谱过滤技术改善了胃黏膜及其下血管的可视化，从而提高了诊断胃部病变的能力。NBI 利用特定波长的光照射胃黏膜，这些波长被血管中的血红蛋白更好地吸收。通过这种方式，NBI 加强了血管的对比度，使得血管模式和微小的血管变得更加明显。NBI 对增强黏膜表面的细微改变尤其有效，包括微血管的密度、分布和形状。这种增强的视觉效果对于识别早期胃癌和前癌病变，如息肉特别有价值。NBI 有助于区分胃息肉的良性和恶性特征。例如不规则的血管模式和异常的表面纹理指示恶性变化。

它特别适用于评估息肉的癌变风险，尤其在区分低级别和高级别病变方面。NBI 通常与高分辨率内窥镜相结合使用，以提供更全面的诊断信息。这种组合使用可以提供关于息肉表面纹理和血管模式的详细信息，从而帮助医生做出更准确的诊断。使用 NBI 可以减少对生物镜检查的需求，因为它能够在初步检查中提供更多关于息肉性质的信息。此外 NBI 可以在内窥镜手术中实时应用，有助于指导生物镜取样或息肉切除。

3. 共振内窥镜超声（EUS）

共振内窥镜超声（Endoscopic Ultrasound，EUS）是一种将内窥镜与超声技术结合的先进诊断方法，对于胃息肉及胃部病变的评估具有重要价值。EUS 通过在内窥镜的末端装配超声探头，能够提供胃壁及其周围组织的详细横断面图像。这种技术可以揭示胃壁的各个层次结构，帮助医生详细了解息肉的位置和深度。EUS 对于判断息肉是否侵入胃壁的深层结构（如肌层或浆膜层）非常有效。这对于区分早期胃癌和更晚期的病变至关重要，因为这直接影响治疗方案和预后。EUS 特别适用于评估与息肉相邻的淋巴结，例如是否有淋巴结肿大或形态改变，这是癌症转移的迹象，这对于胃癌的分期和确定治疗策略非常重要。EUS 的信息对于确定息肉的切除方法（如内窥镜下切除或外科手术）和切除范围非常有用。EUS 可以帮助医生评估是否可以通过内窥镜下微创手术移除息肉，或者是否需要更复杂的外科干预。EUS 还可以用于进行微创的生物镜检查，通过内窥镜超声引导下的精确针吸来获取组织样本。对于一些特殊情况，EUS 还可用于进行治疗性操作，如引流囊肿或放置药物缓释装置。

4. 内窥镜下黏膜剥离术（ESD）

内窥镜下黏膜剥离术（Endoscopic Submucosal Dissection，ESD）是一种高度精细和先进的内窥镜手术技术，它在胃部息肉和早期胃癌治疗中扮演着重要角色。ESD 使医生能够通过内窥镜精确地切除胃黏膜下的肿瘤和大型息肉。与传统的外科手术相比，ESD 是一种更微创的方法，通过内窥镜进入胃部进行操作，无须做大切口。ESD 通过精确切除病变区域，同时保留周围健康的胃组织，从而减少了对患者的整体创伤。这种方法降低了发生术后并发症的风险，如出血或穿孔，并有助于患者更快恢复。ESD 切除的组织可以进行详细的病理学分析，包括判断肿瘤的类型、侵袭深度、边缘是否清楚以及是否有淋巴血管侵犯。这些信息对于评估患者的预后和确定后续治疗（如是否需要额外的手术或化疗）非常重要。ESD 允许对较大的息肉或早期肿瘤进行一次性完整切除，提高了根治性切除的可能性。对于早期胃癌，ESD 常常可以作为唯一的治疗方法，避免了更大范围的胃部切除。ESD 是一项技术要求较高的手术，需要经验丰富的内窥镜医师进行。由于其操作的复杂性，ESD 在一些医疗机构并不太常见。

5. 计算机断层扫描（CT）和磁共振成像（MRI）

计算机断层扫描（CT）和磁共振成像（MRI）是胃部疾病诊断中重要的影像学技术。它们在胃息肉的评估及胃癌诊断中发挥着关键作用。CT 和 MRI 能提供胃部及其周围组织的详细横断面图像，帮助医生准确确定息肉的位置和大小，这些技术特别有利于评估内窥镜难以直接观察到的胃部区域的病变。CT 和 MRI 在评估息肉的性质（如良性或恶性）方面非常有帮助，特别是在分辨息肉是否侵犯到胃壁更深层次或周围结构时。它们可以揭示息肉的内部结构和血流情况，这些信息对于判断其性质至关重要。在胃癌的诊断中，CT 和 MRI 对于确定癌症是否已经扩散至周围淋巴结或远处器官（如肝脏或肺部）非常重要，这对于胃癌的分期和制订治疗计划具有重要意义。在计划进行胃部手术（如息肉切除或胃切除术）时，CT 和 MRI 可以帮助外科医生评估手术的可行性和复杂性。通过提供详细的内部解剖图像，医生可以更好地规划手术路径和避免损伤重要结构。对于已经接受治疗的患者，CT 和 MRI 可用于定期跟踪监测，评估治疗效果及早期发现复发或转移，这对于确保患者接受及时和适当的治疗至关重要。

（二）探索成像和诊断技术的创新

成像和诊断技术的创新正在不断推动胃部疾病诊断的边界，特别是在胃息肉的检测和评估方面。

人工智能（AI）和机器学习算法的应用在医学影像领域正日益受到关注。在胃部图像分析中，AI 和机器学习算法被广泛应用于自动识别和分类胃部图像中的息肉，这对于胃癌早期诊断具有重要意义。这些技术能够处理大量的内窥镜图像数据，并从中识别出微小的或容易被人眼忽视的病变。AI 的优势在于其能够通过学习大量的医学图像数据，发现和理解胃部疾病的复杂模式和特征。通过深度学习技术，AI 可以从图像中提取高级特征，并对不同类型的病变进行准确分类。这种自动化的分析过程大大提高了胃部图像分析的效率和准确性。除了帮助医生检测胃部病变外，AI 还可以在内窥镜检查中实时识别潜在的恶性病变。通过与医生合作，AI 系统可以提供即时的诊断建议，帮助医生在检查过程中更准确地评估患者的病情。这种即时反馈有助于提高内窥镜检查的效率，并提高医生对患者的诊断准确性。

分子成像技术，如正电子发射断层扫描（PET），在胃部病变的评估中发挥着重要作用。PET扫描是一种高级的分子成像技术，通过检测特定的生物标志物或代谢活动，可以帮助医生区分良性和恶性息肉，从而提高了胃部病变的诊断准确性。PET扫描利用放射性标记的分子探针，如葡萄糖或其他代谢物，以可视化的方式显示组织的生物学活性。在胃癌的评估中，PET扫描可以检测到癌细胞对葡萄糖的高代谢活动，从而帮助区分良性和恶性病变。恶性肿瘤通常会显示出增强的代谢活动，与周围健康组织相比，PET扫描可以显示出肿瘤的位置、大小和分布情况，从而为医生提供了重要的诊断信息。此外，PET扫描还可以用于评估癌症的早期扩散和治疗反应。通过监测治疗后肿瘤的代谢活动变化，PET扫描可以帮助医生评估治疗的有效性，并及时调整治疗方案。这种非侵入性的分子成像技术对于指导个体化治疗策略和提高治疗效果具有重要意义。

光学相干断层扫描（OCT）是一种先进的成像技术，其原理是利用光波对组织进行高分辨率的横截面成像。在胃部病变的评估中，OCT可以提供胃壁和息肉的精确图像，从而有助于医生评估病变的性质和癌变风险。OCT通过测量光波在组织中的反射和散射来生成图像。它可以以毫米级的分辨率深入组织结构中，显示出细微的组织结构和细胞形态。对于评估胃部病变，OCT可以清晰地显示出胃黏膜的细节结构，包括上皮层、黏膜下层和肌层等，从而使医生能够直观地观察病变的特征。在胃息肉的评估中，OCT可以帮助医生确定息肉的大小、形态和位置，并评估其与周围组织的关系。此外，OCT还可以检测到胃黏膜下的微小异常，如异型增生、炎症或早期癌变，有助于早期诊断和治疗。值得注意的是，OCT技术对于指导生物镜取样和微创治疗具有潜在价值。通过OCT图像，医生可以更准确地确定生物镜取样的位置和范围，从而提高取样的准确性和阳性的准确率。此外，对于需要微创治疗的患者，如黏膜下肿瘤切除术，OCT可以提供术前和术中的定位和评估，有助于指导手术的进行并减少并发症的发生。

二、内窥镜检查在胃息肉识别中的作用

（一）内窥镜检查在检测胃息肉中的重要性

内窥镜检查在检测胃息肉中的重要性不言而喻，它是一种常用的、直接的、高效的诊断手段，为医生提供了深入了解患者胃部情况的机会。

　　直接视觉评估是内窥镜检查的核心优势之一，通过内窥镜检查，医生可以直接观察患者胃内情况，对胃黏膜的任何异常进行详细检查。这种直接的视觉评估使得医生能够深入了解病变的特征，包括形态、大小、颜色等方面，从而提供了重要的诊断线索和信息。通过内窥镜，医生可以直接观察息肉的形态。息肉可能呈现不同的形态，如隆起型、平坦型或凹陷型，这些形态特征对于评估病变的性质和发展趋势至关重要。通过观察息肉的形态，医生可以初步判断其可能的良性或恶性程度，从而为后续治疗方案的制订提供重要参考。内窥镜检查还允许医生评估息肉的大小。息肉的大小可以直接影响其对周围组织的影响程度，以及患者的症状和临床表现。因此通过直接观察息肉的大小，医生可以更准确地评估病变的严重程度，从而指导后续的治疗决策。医生还可以观察息肉的颜色，不同颜色的息肉反映了不同的病理特征和病变程度。例如红色或白色的息肉可能与血管病变或炎症相关，而黑色的息肉可能提示着潜在的出血或坏死。因此通过观察息肉的颜色，医生可以更深入地了解病变的性质和可能的并发症。最后医生还可以评估息肉与周围组织的关系，这包括观察息肉与黏膜的界限清晰度、黏膜表面的光滑度以及周围组织的变化。通过评估息肉与周围组织的关系，医生可以判断病变的浸润程度和可能的恶性程度，从而指导后续的治疗策略。

　　早期发现是内窥镜检查在胃息肉检测中的重要优势之一，即使是没有明显症状的小型息肉，内窥镜检查也能够及时发现，这对于胃癌的早期发现和预防至关重要。随着医学技术的进步和人们健康意识的提高，越来越多的人意识到早期发现对于治疗成功和患者生存率的重要性。胃息肉是胃黏膜上的肿瘤性病变，通常在早期没有明显的症状。如果不及时发现和处理，一些息肉可能会逐渐增大，甚至发展成为恶性肿瘤，增加胃癌的风险。通过定期的内窥镜检查，医生可以及早发现这些小型息肉，采取及时的治疗措施，防止其发展成为更大、更复杂或恶性的病变。早期发现的息肉通常可以通过内窥镜下的切除手术进行治疗。这种微创的治疗方式不仅能够完整地移除病变，还能够保留周围健康的胃组织，降低并发症的风险。与传统的开腹手术相比，内窥镜下的切除术具有恢复快、创伤小的优势，有助于患者更快地恢复正常生活。除了治疗上的优势外，早期发现还可以改善患者的预后和生存率。早期发现的息肉通常具有较低的恶性程度，治疗效果更好，复发率更低。及时干预和治疗可以有效地阻止病变的进展，降低胃癌发生和发展的风险，提高患者的生存率和生活质量。

精确的生物镜检查是内窥镜检查的重要组成部分，对于确诊胃息肉的性质以及制订治疗计划和预测病情进展具有至关重要的作用。通过内窥镜检查获取的精确样本可以提供更加详细和准确的诊断信息，帮助医生做出正确的诊断和治疗决策。在内窥镜检查过程中，医生可以使用生物镜（也称为组织活检）从息肉中获取组织样本，然后送至实验室进行病理学分析。通过病理学分析，可以确定息肉的性质，即它是良性的还是恶性的。这种信息对于制订治疗计划至关重要，因为治疗方案通常根据病变的性质和程度来确定。此外，生物镜检查还允许医生评估息肉是否有癌变的迹象。通过观察组织样本的细胞结构和形态，病理学家可以确定是否存在癌变的迹象，以及癌变的程度。这有助于医生预测病情的进展和患者的预后，从而制订更加个性化和有效的治疗方案。

指导治疗方案是内窥镜检查结果的重要应用之一。根据检查结果，医生可以制订个性化的治疗方案，以确保患者得到最佳的治疗效果。内窥镜检查结果可以帮助医生确定是否需要进一步的治疗措施，比如手术切除。如果内窥镜检查显示存在异常的胃息肉，医生会建议进行手术切除。根据息肉的性质、大小、位置以及患者的整体健康状况，医生可以决定采取何种手术方法，以确保完全切除息肉，并最大限度地降低复发的风险。此外，内窥镜检查结果还可以指导医生选择合适的治疗方法。除了手术切除外，还可以考虑其他治疗选择，如内窥镜下黏膜切除术（EMR）或内窥镜下黏膜剥除术（ESD）。这些治疗方法通常用于治疗早期胃癌或胃癌前病变，可以最大限度地保留胃组织的功能和结构。内窥镜检查结果还可以评估治疗的预后。通过观察患者的内窥镜检查结果和治疗后的反应，医生可以用于评估治疗的效果，并根据需要调整治疗方案。这种持续的监测和评估有助于确保患者获得最佳的治疗结果，并最大限度地提高治愈率。

定期监测对于已经发现息肉的患者至关重要。通过定期的内窥镜检查，医生可以及时发现和处理新的息肉或者已经切除的息肉的复发情况，从而提高治疗的效果和预后。随着时间的推移，胃黏膜可能会再次出现息肉或其他异常情况，这可能是由于未完全切除或者新的息肉形成。因此，定期监测可以帮助医生及时干预，采取适当的治疗措施，避免病情恶化或者癌变的发生。定期内窥镜检查的频率通常由医生根据患者的具体情况和病史来决定。对于高危人群或者曾经发现过大型息肉或恶性病变的患者，可能需要更频繁的检查。通过定期监测，医生可以及时发现患者胃黏膜的任何异常变化，采取必要的治疗措施，从而最大限度地保护患者的健康。除了治疗效果的提高和病情预后的改善之外，定期监测还可以提供患者的心理支持。通过定期检查，患者可以感受到医生的关注和关怀，增强他们对治疗的信心，减轻焦虑和恐惧感。因此，定期监测不仅仅是治疗的一部分，也是对患者全面护理的体现，有助于提高患者的整体生活质量。

（二）分析内窥镜手术的有效性和局限性

1. 有效性

微创性质。内窥镜手术的微创性质是其在医学实践中的重要优势之一。相对于传统的开腹手术，内窥镜手术的操作是通过自然孔道进行的，不需要大面积的腹部切割，因此术后伤口较小，减少了术后疤痕和疼痛感。由于手术过程中对患者的身体造成的创伤较小，患者的恢复时间通常更短。他们会更快地恢复正常的活动水平，并尽快回到日常生活中。传统的开腹手术会导致术后并发症，如感染、出血等。而内窥镜手术由于创伤较小，术后并发症的风险通常较低。由于创伤较小，内窥镜手术患者术后通常会感受到较少的术后疼痛，减少了对镇痛药物的需求。内窥镜手术的术后伤口较小，通常不会留下明显的疤痕，有利于患者的外观美观。

精确性。内窥镜手术可以通过内窥镜直接观察和定位胃内的息肉，医生可以清晰地看到息肉的位置、大小和形态。这种直观的观察使得医生能够准确地定位并标记出息肉的位置，为后续的切除提供了精确的目标。内窥镜手术需要医生进行微小而精细的操作，可以通过内窥镜的灵活性和精密的手术工具进行精确的组织切割。医生可以根据息肉的形态和位置，精确地控制手术工具的操作，以保留周围健康组织的同时彻底切除息肉。借助内窥镜手术能够精确地切除息肉，同时尽量保留周围健康的胃组织。这种精确性有助于减小手术对胃组织的损伤，并降低了术后并发症的风险。通过精确切除息肉，内窥镜手术可以有效地降低复发的可能性。完全切除了息肉后，患者不再面临残留组织引发的再次生长风险，从而提高了治疗的成功率和长期效果。

即时诊断与治疗。在内窥镜检查过程中，医生可以实时观察胃黏膜的情况和任何异常病变，如息肉。通过内窥镜的实时影像，医生能够直接观察病变的位置、形态和大小，从而及时发现和诊断病变。基于实时观察的内窥镜图像，医生可以立即做出诊断决策，确定是否需要对病变进行治疗。如果发现了息肉或其他异常病变，医生可以即时判断是否需要进行切除手术或其他治疗措施。在诊断的同时，医生可以立即采取治疗行动，如利用内窥镜工具对息肉进行切除或热凝治疗。这种即时治疗能够在一次内窥镜检查中完成，避免了患者多次来回就诊的需求，大大提高了治疗的效率和便利性。内窥镜检查和治疗过程可以在同一次就诊中完成，避免了患者需要等待多次检查和治疗的时间。这种一站式服务大大缩短了患者的等待时间，减少了治疗的延迟，有助于尽早发现和治疗病变，提高了治疗的效果。

2. 局限性

可视化和可达性限制是内窥镜手术面临的一个挑战。虽然内窥镜能够观察到大部分胃黏膜，但对于某些位置的息肉，特别是胃的后壁或胃底部的息肉，内窥镜的可达性可能受到限制，或者视线受到限制。胃的后壁或底部等位置对于内窥镜的操作和视觉观察可能会更加困难。这些位置可能由于解剖结构的限制或内窥镜操作的技术性质，导致内窥镜无法完全观察到或到达。在进行内窥镜手术时，医生的视线可能会受到组织结构、器械的遮挡或局部病变的影响，从而导致视线受限。这可能会影响到对息肉的准确定位和评估，增加了手术的难度和风险。对于无法完全观察到或到达的位置的息肉，医生可能无法对其进行全面评估和处理，这可能会影响手术的效果和治疗结果。在这种情况下，可能需要考虑其他治疗方法或手术方案。

技术挑战和风险。内窥镜手术需要医生具备复杂的操作技术，包括对内窥镜的准确定位和控制、对组织的精准切割和移除等。医生需要通过训练和实践，掌握这些操作技术，才能够安全地进行内窥镜手术。在内窥镜手术中，医生需要通过内窥镜的实时影像进行视觉观察，识别和评估胃黏膜上的病变。这要求医生具备良好的视力和细致的观察能力，以确保发现和诊断任何潜在的病变。对于经验不足的医生或医疗机构来说，内窥镜手术可能存在操作风险和技术挑战。不熟练的操作导致手术失败或并发症的发生，影响手术的安全性和效果。由于内窥镜手术涉及高度技术性的操作，医生需要进行持续的专业发展和培训，以保持其操作技术的熟练程度和更新知识。这对医生的时间和精力都提出了一定的要求。

设备和资源的限制是内窥镜手术面临的另一个挑战。在某些地区，高级的内窥镜设备和专业技术人员可能不易获得，这限制了这项技术的普及和应用。这种限制可能源于医疗设施、设备和技术水平不足，也受到地理位置、经济条件和医疗资源分配不均等因素的影响。高级的内窥镜设备和相关的手术器械可能需要较高的资金投入，并且需要定期维护和更新。在一些医疗机构或地区，由于资金有限或技术条件不足，无法获得最新的内窥镜设备，这限制了内窥镜手术的开展。

内窥镜手术需要经验丰富的内窥镜医生和相关的医疗团队协作完成。然而有些地区缺乏经验丰富的内窥镜医生或技术人员，这也限制了内窥镜手术的推广和应用。此外，内窥镜手术后的监测也是一个重要的挑战，即使内窥镜手术成功移除了息肉，患者仍须定期进行内窥镜检查，以监测复发或新息肉的发生。这需要持续投入医疗资源和时间，包括设备、人力和患者的配合度。在一些地区或医疗机构，术后监测的有效性和可行性可能受到限制，这会影响到患者的治疗效果和预后。因此设备和资源的限制以及术后监测的必要性是内窥镜手术面临的两个重要挑战，需要医疗机构和政策制定者共同努力，以改善内窥镜手术的普及和应用，同时，确保患者获得高质量的医疗服务。

三、传统检测方法与基于人工智能的检测方法的比较分析

胃息肉检测的传统方法与基于人工智能的新方法之间存在着显著的差异，每种方法都有其独特的优势和局限性。

（一）胃息肉检测方法的比较

1. 传统方法

经验依赖，传统的胃息肉检测方法高度依赖于医生的经验和判断力。医生需要凭借自己的专业知识和经验来识别和评估内窥镜下的息肉。这种方法会导致诊断的主观性太强，不同医生的诊断结果会存在差异。医生通过内窥镜检查胃黏膜，评估息肉的大小、形状、颜色和其他表面特征。该方法允许医生对息肉进行直观的评估，但有时难以区分复杂或微小的病变。生物镜和病理分析，对疑似息

肉进行生物镜取样，然后进行病理学分析以确定其性质。这一过程能提供确凿的诊断信息，但取样过程存在误差，且结果获取需要一定的时间。

2. 基于人工智能的方法

基于人工智能的方法在胃息肉检测领域的应用主要体现在数据驱动的识别方面。通过分析大量内窥镜图像数据，AI 技术可以学习和理解胃息肉的特征，从而实现自动化的检测和诊断过程。这种方法相较于传统方法具有以下优势：

减小人为误差，AI 技术能够减少医生在识别和评估胃息肉时的主观判断，从而降低人为误差的可能性，提高检测的一致性和准确性；

检测微小病变，AI 和机器学习算法可以识别常人或医生难以察觉的细微病变，包括微小的息肉或不典型的病变，从而提高早期检测的检出概率，有助于及早发现患者的病变情况；

减少漏诊，AI 系统可以在复杂的背景中准确地识别息肉，不受主观因素或背景干扰的影响，有助于减少漏诊的情况，提高了胃息肉检测的全面性和可靠性；

提供即时分析和诊断建议：AI 系统可以在内窥镜检查期间即时对图像进行分析，并向医生提供实时的诊断建议，辅助医生进行更快速和准确的评估。这种即时反馈可以提高诊断的效率，同时为医生提供了第二意见，有助于提高诊断的准确性和信心水平。

传统方法依赖于医生的直观评估和经验，而基于 AI 的方法通过数据分析提供了更一致和客观的诊断。AI 技术在检测胃息肉方面提供了显著的优势，特别是在准确性、一致性和早期检测方面。然而 AI 技术仍然需要依赖于专业医生的知识和经验来进行最终的诊断确认。未来传统方法与 AI 技术的结合有望提供更高效、准确的胃息肉检测和评估。

（二）在该领域实施人工智能的优势和潜在挑战

1. 优势

在医学成像领域实施人工智能（AI）技术具有一系列优势。第一，提高检测准确性，特别是在早期疾病诊断方面。AI 技术能够识别微小或不易察觉的病变，为医生提供更准确、更及时的诊断结果，从而改善患者的治疗效果和生存率。胃癌早期诊断是一个典型的例子，在这个领域 AI 系统的应用具有巨大的潜力和优势。胃癌是一种常见但危害严重的消化系统恶性肿瘤，早期诊断对于提高治疗成功率和患者生存率至关重要。然而胃癌在早期通常没有明显的症状，导致很难被及时发现。在这种情况下，医学影像成为早期诊断的重要手段之一。AI 系统通过学习大量的内窥镜图像和其他医学影像数据，能够自动、快速地识别胃镜图像中的异常病变。对于胃癌早期诊断而言，AI 系统可以帮助医生识别微小的肿瘤、不典型的病变和其他异常区域，从而提高了早期癌症的检出率。AI 系统能够对内窥镜图像进行高效而精准的分析，辅助医生发现甚至是最微小的病变，从而实现早期胃癌的精准诊断。AI 系统的学习能力和智能化使其能够不断的优化和提升诊断准确性。随着数据量的增加和算法的不断优化，AI 系统可以逐渐积累更丰富的经验和知识，不断改进对胃癌病变的识别能力。这使得 AI 系统能够在不断学习的过程中逐渐提高诊断的准确性，降低误诊和漏诊的风险，为医生提供更可靠的诊断辅助。AI 系统的自动化和快速处理能力也大大提高了诊断的效率和速度。相比传统的手动分析方法，AI 系统能够在短时间内完成大量的图像分析工作，减轻了医生的工作负担、缩短了诊断时间、提高了诊断效率。这对于胃镜图像等医学影像的分析和诊断尤为重要，可以大大缩短诊断的周期，让患者能够尽早接受治疗，提高治疗的成功率。

第二，提高工作效率。通过快速、自动地分析医学图像，AI 系统可以极大地减少医生在图像分析上的时间消耗，提高诊断的效率和准确性。在高负荷的临床环境中，这样的 AI 辅助诊断系统可以作为医生的有效工具，显著减轻医生的工作压力，提升医疗服务的质量和效率。医学成像领域的工作量通常非常巨大，医生需要处理大量的医学图像，进行诊断和分析工作。传统的手动分析方法需要医生耗费大量的时间和精力，而且容易受到个体经验和主观因素的影响，存在诊断结果的不确定性和差异性。AI 系统的应用可以在短时间内完成大量的图像分析工作，极大地提高了医生的工作效率。医生可以将更多的时间和精力集中在诊断和治疗策略的制定上，从而提高了诊疗的质量和效果。AI 系统可以实现自动化的图像分析和诊断，减少了医生手动分析的过程。通过预先训练的深度学习模型，AI 系统能够快速而准确地识别图像中的病变和异常，为医生提供及时的诊断结果。这种自动化的图像分析过程不仅提高了诊断的效率，还减少了人为因素对诊断结果的影响，提高了诊断的准确性和一致性。AI 辅助诊断系统还可以根据医生的需求提供个性化的诊断建议和辅助工具，帮助医生更快速地定位和分析病变区域，减少诊断的时间，降低错误率。在高负荷的临床环境中，这样的个性化辅助工具可以有效地缓解医生的工作压力，提高医疗服务的效率和质量，同时也为患者提供了更快速、更准确的诊断结果和治疗方案。

第三，标准化评估。通过提供更一致和客观的诊断方法，有助于减少不同医生之间的诊断差异，从而确保患者获得一致的诊疗体验。AI 系统在图像分析和诊断过程中遵循统一的标准和规范，基于大量的医学图像数据进行训练和学习，能够提供更加客观和可靠的诊断结果。AI 系统的诊断过程是基于大数据和深度学习技术的，它能够从大量的医学图像数据中学习并提取特征，识别和分类不同的病变和异常。与传统的手动分析方法相比，AI 系统更加客观和一致，不受个体经验和主观因素的影响，能够提供更加准确和可靠的诊断结果。AI 系统可以在诊断过程中遵循统一的标准和规范，确保诊断的一致性和准确性。通过标准化的评估方法，AI 系统可以对图像特征进行量化和分析，提供更加客观和可靠的临床决策支持。这有助于降低不同医生之间的诊断差异性，提高诊断的一致性和稳定性，确保患者获得一致的诊疗体验。AI 系统还可以根据不同的临床情况和患者需求提供个性化的诊断建议和辅助工具，帮助医生更好地理解和解释诊断结果，制订更加有效和个性化的治疗方案。通过提供统一和标准化的诊断服务，AI 系统能够确保患者获得高质量的医疗服务，提高医疗服务的效率和质量，同时为医生提供更加可靠和有效的诊断支持。

第四，辅助医疗决策。通过 AI 技术提供的丰富医疗数据分析和预测，医生可以获得更多的诊断信息和治疗建议，从而帮助他们做出更加准确和科学的医疗决策。AI 系统能够通过对大量医学图像数据的分析和学习，提供更加准确和全面的疾病诊断。AI 可以帮助医生快速、自动地识别和标记图像中的异常区域，提供潜在的病变类型和特征信息，为医生提供更多的诊断参考和判断依据。AI 技术还可以通过分析患者的临床数据和医疗历史，预测疾病的发展趋势和患者的治疗效果，为医生提供更加科学和个性化的治疗建议。AI 系统可以根据患者的病情特征和治疗历史，预测患者的疾病进展和治疗反应，帮助医生调整治疗方案，提高治疗效果和患者的生存率。AI 技术还可以为医生提供临床决策支持工具，帮助他们做出更加科学和客观的医疗决策。通过分析大量的医学文献和研究数据，AI 系统可以为医生提供最新的临床指南和治疗方案，帮助他们做出更加符合患者需求和最新医学进展的治疗决策。

2. 挑战

技术和数据集的局限性是实施人工智能在医学成像领域的一个重要挑战。在这个领域，AI 的性能在很大程度上取决于训练数据的质量和多样性。然而获取足够大规模和多样化的数据集并不容易，特别是在资源有限的地区或机构。导致训练的模型在特定种群或地区的泛化能力不足，从而影响其在临床实践中的有效性。在医学成像领域，不同种族和地区的患者可能表现出不同的病理特征。因此 AI 系统需要能够处理多样化的数据，以确保其能够适应不同人群的需求。这意味着在训练和评估 AI 模型时，需要考虑到这些多样性，以确保模型的普适性和可靠性。

解释性和透明度是另一个挑战，AI 系统的决策过程通常被视为"黑箱"，难以解释其具体的决策依据。这使得医生和患者对 AI 提供的诊断建议缺乏信任，特别是在涉及重大医疗决策时。因此，如何提高 AI 系统的解释性和透明度，使其能够向医生和患者解释其决策过程，成为一个亟待解决的问题。

此外，法规和伦理问题也是实施 AI 在医疗领域面临的挑战之一。医疗数据涉及隐私保护问题，必须符合严格的法律和法规。同时，算法偏见和责任归属也是值得关注的问题。确保 AI 系统的合规性和伦理性，需要制订相应的法律法规，并建立相应的伦理准则和监管机制。

第三节　早期胃癌检测的深度学习模型应用

一、医学影像深度学习简介

(一) 医学成像背景下的深度学习技术

深度学习技术在医学成像领域的应用已经成为一项革命性的进展，为医疗诊断和治疗提供了重要支持。医学成像技术如 X 射线、CT 扫描、MRI 和超声波等产生了大量的医学图像数据，深度学习通过模仿人脑的神经网络结构，能够从这些图像中自动提取并学习特征，从而实现高效的图像分析和医学应用。以下是深度学习在医学成像领域的主要应用。

技术基础：深度学习模型特别是卷积神经网络（CNN）已成为医学影像分析的核心技术。这些模型通过学习大量医学图像数据，能够识别和分类图像中的复杂模式和特征。数据处理能力，深度学习能够处理高维度数据，如医学影像中的复杂结构和纹理信息。它能够从数据中自动学习和提取关键特征，无须进行手动特征工程。

应用范围：在医学成像领域，深度学习被用于多种任务，包括图像分类、病变检测、分割和图像重建等。

图像分类：深度学习模型能够区分正常和异常的医学图像，例如识别肿瘤、炎症或其他病变。在诸如癌症的不同类型和分期中，深度学习可以帮助对疾病进行更精确的分类。

病变检测：深度学习有助于早期检测疾病，尤其是在癌症筛查中，如肺癌、乳腺癌和结直肠癌的早期检测。AI 模型能够精确地标识出病变的具体位置和大小，对于手术规划和治疗决策至关重要。

图像分割：深度学习可用于自动分割医学图像中的特定组织和器官，辅助解剖结构的研究和病理分析。在放射治疗规划中，精确的图像分割有助于确定治疗区域，减少对周围健康组织的损伤。

图像重建：在 CT、MRI 等成像技术中，深度学习有助于提高图像质量，降低噪声，提升解析度。深度学习技术可以加快图像重建过程，缩短患者的检查时间，提高医疗成像的效率。

应用于多种成像技术：X 射线，用于肺部疾病、骨折和其他结构异常的检测；CT 扫描，在评估肿瘤、血管疾病以及脑部和其他身体部位的病变方面具有广泛应用；MRI，深度学习在提高脑部和软组织成像的精度方面尤为有效；超声，深度学习可以提高超声成像的解析度和诊断准确性，尤其是在产前检查和心脏病诊断中；内窥镜图像，深度学习在胃肠道疾病的诊断，如息肉检测和炎症评估中发挥着重要作用。

改进诊断：深度学习模型能够辅助医生在更短的时间内进行更精确的诊断，尤其是在检测微小或早期的病变方面。这种技术有助于提高诊断的一致性，减少医生间的诊断差异。

个性化医疗：深度学习技术有潜力提供更个性化的医疗诊断，分析每个患者的独特医学影像数据，如 CT、MRI 或内窥镜图像，从而为每位患者提供量身定制的诊断。通过识别和学习患者特有的病变模式，AI 可以帮助医生更准确地理解个体的病情，更精确地规划治疗方案，如确定手术切除的最佳范围或放射治疗的靶区。这种精准的治疗规划可以最大限度地消除病变，同时保护健康组织，减少治疗带来的副作用。

深度学习模型可以帮助预测疾病的发展趋势和治疗响应，为医生和患者提供关于预后的重要信息，这对于制订长期治疗计划和监控治疗效果具有重要价值。

AI 可以分析患者的历史数据和实时影像，帮助识别高风险患者，这对于早期干预和预防性治疗尤为重要。针对高风险患者的早期干预可以显著提高治疗成功率，降低疾病的长期影响。

深度学习可以提供易于理解的诊断信息，帮助患者更好地理解自己的状况，参与到治疗决策过程中。这种参与有助于提高患者对治疗的接受度和满意度，从而提高治疗的整体效果。AI 系统能够持续监测患者的病情变化，及时调整治疗计划以适应病情的发展，这种动态调整能够确保患者始终获得最适合自己当前状况的治疗。

（二）深度学习适用于医学图像分析的原理和进展

深度学习在医学图像分析中的应用是基于其强大的数据处理和特征提取能力。

CNN 架构：卷积层（Convolutional Layers）：这些层通过滤波器（或称为卷积核）在图像上滑动，提取局部特征。每个滤波器专门检测图像中的某种特定模式或特征。

激活函数（如 ReLU）：激活函数决定了神经元是否应该被激活，它为网络引入非线性，使得网络能够学习更复杂的模式。

池化层（Pooling Layers）：池化层用于降低特征图的空间维度，减少计算量，同时保留重要的特征信息。最常用的池化方法是最大池化，它选取特征图中的最大值来代表该区域。

全连接层（Fully Connected Layers）：在 CNN 的末端，全连接层用于将前面提取的特征图综合起来，进行最终的分类或回归分析。

在医学图像中 CNN 被用于识别各种医学影像中的病变，如肿瘤、炎症或其他异常；在复杂的医学影像中，CNN 能够准确分割出不同的解剖结构，如器官或组织；CNN 可以区分不同类型的疾病，例如在皮肤癌检测中区分良性痣和恶性黑色素瘤。

特征学习是深度学习在医学图像分析中的一个核心方面，它允许模型自动识别和提取关键的视觉特征，这对于疾病的识别和分类至关重要。传统的图像分析方法需要专家手动识别和标记特征，这是一个耗时且主观的过程。深度学习模型通过自动提取特征，减少了人工干预，提高了分析的效率和客观性。这种自动化的特征学习特别适用于处理大规模的医学图像数据集。深度学习模型，尤其是卷积神经网络，能够学习从基本的视觉元素（如边缘和角点）到更复杂的结构（如组织模式和病变特征）的多层次特征。这些特征不仅包括形状和大小，还涉及纹理、密度、颜色和空间关系等综合信息，这对于精确识别和分类医学图像中的病理改变至关重要。尽管深度学习被认为是一种"黑箱"模型，但近年来的研究正在探索如何解释这些模型学习到的特征。通过可视化技术和模型解释性工具，研究人员可以更好地理解模型是如何识别和区分不同病变的，这对于提升医疗专业人员对深度学习模型的信任和接受度非常重要。

在个性化医疗中，特征学习能够帮助模型识别患者特定的病变特征，为每个患者提供订制化的诊断和治疗建议。这种能力使得深度学习成为推动精准医疗和个性化治疗计划的重要工具。

深度学习模型可以不断地从新的医学图像中学习，通过持续的训练，模型的诊断能力和准确性可以持续提升。这种持续学习的能力使得深度学习模型能够适应医学图像分析领域的快速发展和变化。

分层表示：在深度学习网络中，通常由多个层组成，每个层都负责从输入数据中提取不同级别的特征。这些特征逐渐变得更加抽象和高级。在医学图像中，例如 X 射线、CT 或 MRI 图像，这些层次性的特征提取允许网络识别从基本结构

（如边缘和角点）到更复杂的模式（如组织结构和病变）的各种特征。每个网络层都以前一层的特征作为输入，通过应用卷积、池化和激活函数等操作，逐渐将特征抽象为更高级别的表示。这种逐级抽象的过程使得网络能够在不同层次上理解图像，从局部特征到全局结构。通过多层的处理，深度学习网络能够识别医学图像中的复杂模式，包括病变、异常结构和器官组织的细微变化。这对于精确的疾病诊断和病理学分析至关重要，因为它们通常涉及到多层次的特征。多层次表示也为迁移学习提供了机会，即将在一个领域中训练的网络应用于另一个领域。预训练的深度学习模型，如在大规模图像数据集上训练的模型，可以通过微调来适应特定的医学图像任务，从而加速模型的训练和提高性能。

二、评估人工智能模型在早期诊断中的有效性和准确性

（一）评估人工智能模型在胃癌早期检测中的有效性和准确性的方法

交叉验证（Cross-Validation）是一种重要的统计学习和机器学习中的验证方法，用于评估模型的性能和泛化能力。它的主要目的是防止模型在特定数据集上表现良好但在新数据上表现不佳的情况，即过拟合（Overfitting）。交叉验证原理：交叉验证通过将数据集分成多个不重叠的子集，通常包括训练集和测试集。常见的交叉验证方法包括 k-折交叉验证（k-Fold Cross-Validation）和留-法交叉验证（Leave-One-Out Cross-Validation，LOOCV）。在 k-折交叉验证中，数据集被分成 k 个相等大小的子集，模型训练 k 次，每次使用其中一个子集作为测试集，其余作为训练集。最后将 k 次的性能指标平均，得到模型的最终性能评估。检测过拟合，交叉验证有助于检测模型是否过拟合或欠拟合。如果模型在训练集上表现很好，但在交叉验证测试集上表现较差，存在过拟合问题。过拟合是指模型在训练数据上学习到了噪声或细微的变化，而无法泛化到新数据。模型选择：交叉验证还可以用于模型选择。通过比较不同模型在交叉验证中的性能，可以选择最适合任务的模型结构和参数设置。交叉验证能够更充分地利用有限的数据，提供了对模型性能的可靠估计。它能够准确地评估模型的泛化能力，帮助选择最佳模型，并检测模型的稳定性。在胃癌早期检测中，交叉验证可以用于评估深度学习模型在内窥镜图像上的性能。通过将数据集分成训练集和测试集，并进行多

次交叉验证，可以确定模型在检测胃癌方面的准确性和泛化能力，以确保其在临床实践中的可靠性。

混淆矩阵（Confusion Matrix）是一种用于评估分类模型性能的重要工具，特别是在二分类问题中。它以四个不同的分类结果组成，包括真正例（True Positives，TP）、假正例（False Positives，FP）、真负例（True Negatives，TN）和假负例（False Negatives，FN）。混淆矩阵的每个元素代表了模型对于不同类别的分类结果。

真正例（True Positives，TP），表示模型正确地将正类别样本分类为正类别。

假正例（False Positives，FP），表示模型错误地将负类别样本分类为正类别。

真负例（True Negatives，TN），表示模型正确地将负类别样本分类为负类别。

假负例（False Negatives，FN），表示模型错误地将正类别样本分类为负类别。

通过混淆矩阵可以计算多个性能指标，包括以下四种。

准确性（Accuracy），表示模型正确分类的样本数量占总样本数量的比例，计算公式为

$$\frac{TP + TN}{TP + FP + TN + FN}$$

准确性用于评估模型的总体性能。

精确度（Precision），表示模型在所有正类别样本中正确分类的比例，计算公式为

$$\frac{TP}{TP + FP}$$

精确度用于衡量模型的分类准确度。

召回率（Recall），表示模型在所有真正类别样本中正确分类的比例，计算公式为

$$\frac{TP}{TP + FN}$$

召回率用于衡量模型的查全率，即模型能够正确检测出多少真正类别样本。

F1 分数（F1 Score），是精确度和召回率的调和平均值，用于综合评估模型的性能。计算公式为

$$\frac{2 \times Precision \times Recall}{Precision + Recall}$$

F1 分数平衡了精确度和召回率之间的权衡，特别适用于不平衡类别分布的情况。

混淆矩阵和相关性能指标对于评估深度学习模型在胃癌早期检测中的准确性和效用至关重要。它们提供了关于模型分类性能的详细信息，有助于识别模型的弱点和改进空间。通过仔细分析混淆矩阵和性能指标，可以更好地理解模型的分类能力和健壮性。

接收者操作特征曲线（Receiver Operating Characteristic Curve，ROC 曲线）和曲线下面积（Area Under the Curve，AUC）是用于评估分类模型性能的重要工具。它们常用于衡量模型在不同阈值下的灵敏性和特异性。

ROC 曲线：ROC 曲线是一种图形化工具，用于可视化分类模型在不同阈值下的性能。横轴表示假正例率（False Positive Rate，FPR），纵轴表示真正例率（True Positive Rate，TPR），也称为召回率。ROC 曲线可以显示模型在不同阈值下的灵敏性和特异性之间的权衡。当模型的 ROC 曲线越靠近左上角时，其性能越好。AUC 值：AUC 是 ROC 曲线下的面积，用于量化模型的性能。AUC 值的范围通常在 0.5 到 1，其中，0.5 表示随机分类器，1 表示完美分类器。AUC 值越接近 1，表示模型的性能越好。AUC 值可用于比较不同模型的性能，通常情况下，AUC 值越高的模型更具有预测能力。在胃癌早期检测中，ROC 曲线和 AUC 值用于评估深度学习模型的分类准确性和能力。高 AUC 值和靠近左上角的 ROC 曲线表示模型能够在不同阈值下具有较高的灵敏性和特异性，从而提高了对胃癌的早期检测能力。这些指标对于选择和优化深度学习模型以提高其性能至关重要。

交叉验证和外部验证是评估深度学习模型在胃癌早期检测中的有效性和准确性的重要方法。交叉验证是一种常用的内部验证方法，用于评估机器学习模型在同一数据集的不同子集上的性能。它能够提供对模型性能的可靠估计，同时帮助检测模型是否过度拟合或欠拟合，并评估模型的泛化性能。其中，最常见的交叉

验证方法之一是 k 折交叉验证。在 k 折交叉验证中，数据集被分成 k 个近似相等的子集，其中一个子集被保留作为验证集，其余 k-1 个子集被用作训练集。然后模型被训练 k 次，每次使用不同的验证集，最后对 k 次训练的结果进行平均得到最终的性能评估指标。通过使用交叉验证，可以更充分地利用数据集中的信息，减少因数据划分不合理而引入的偏差。此外，交叉验证还能够提供对模型性能的稳健评估，因为它能够在不同的数据子集上进行多次验证，从而减少了对特定数据分布的依赖性。在实际应用中，交叉验证通常用于调优模型的超参数，选择最佳的模型配置，并评估模型的整体性能。通过对比不同模型在交叉验证中的表现，可以选择最优的模型，并为进一步的模型改进提供指导。

外部验证的过程通常包括数据收集，收集与模型任务相关的独立数据集，确保这些数据与模型训练数据的特征和分布有所不同，以模拟真实世界的情况。数据预处理：对采集的数据进行预处理，包括清洗、标准化、特征工程等步骤，以确保数据的质量和可用性。模型评估：将已训练的模型应用于外部数据集，并评估其在这些数据上的性能指标，如准确率、召回率、精确度等。结果分析：分析模型在外部数据集上的表现，并根据评估结果调整模型或进一步改进模型。通过外部验证，可以更加客观地评估模型的性能，发现模型可能存在的问题，并指导进一步的改进和优化。因此，外部验证是确保模型有效性和泛化能力的重要手段，尤其在将模型应用于实际场景中时具有重要意义。在胃癌早期检测中，交叉验证可用于评估模型在不同数据子集上的性能，以识别潜在的过度拟合或欠拟合问题。而外部验证则涉及将模型应用于来自不同医疗机构或数据来源的独立数据集，以验证模型在实际临床环境中的准确性和可靠性。这些验证方法可以提供更全面的评估，增强了对深度学习模型在胃癌检测中的信心。

标签不平衡是胃癌早期检测任务中常见的问题，因为癌症病变通常相对较少，而正常组织样本较多。欠采样是一种常见的数据处理方法，用于解决标签不平衡问题。它通过减少多数类别样本的数量来平衡数据集，从而使得正负样本之间的数量更加接近。在医学图像分析中，欠采样常用于处理正常组织样本过多而癌症样本过少的情况。欠采样方法通常涉及从正常组织的样本中随机删除一部分样本，以使得正负样本的比例达到平衡。这样做的目的是提高机器学习模型对少数类别（如癌症）的识别能力，从而提高整个系统的性能。然而欠采样也存在一定的局限性，通过删除正常组织样本，欠采样会导致数据集的信息损失，减弱模型对正常组织的识别能力。欠采样会引入新的偏差，特别是在样本数据较少或数据分布不均匀的情况下，删除过多的样本可能会导致模型对少数类别的学习不足。在使用欠采样方法时，需要权衡利弊并进行适当的调整。可以考虑采用其他方法，如过采样或合成少数类别样本，以及结合使用多种方法来处理标签不平衡问题，以提高模型的性能和稳定性。

过采样是另一种常见的数据处理方法，用于解决标签不平衡问题。它通过增加少数类别样本的数量来平衡数据集，从而使得正负样本之间的比例更加接近。在医学图像分析中，过采样常用于处理癌症样本过少而正常组织样本过多的情况。过采样方法可以通过两种方式实现：一种是直接复制现有的少数类别（阳性）样本，使得这些样本在数据集中出现多次；另一种是生成合成的少数类别样本，通过各种技术（如 SMOTE）根据已有的少数类别样本生成新的样本。过采样有助于增加机器学习模型对少数类别的关注，提高模型对少数类别的学习能力，从而提高整个系统的性能。然而过采样也存在一定的局限性。通过增加少数类别样本，过采样可能会导致模型过度关注于少数类别，从而降低对多数类别的识别能力，增加了过拟合的风险。其次过采样可能会引入样本间的相关性，导致模型在真实数据集上的泛化能力下降。

使用权重：在深度学习模型的训练过程中，通过为不同类别的样本分配不同的权重，可以有效处理标签不平衡的问题。通常情况下，对于阳性类别（如癌症病变）会分配更高的权重，以便模型更加关注这些重要的少数类别。这种方法不需要改变数据集的大小，但可以显著改善模型的性能。通过为少数类别样本分配更高的权重，模型在训练过程中会更加关注这些少数类别的学习，从而提高了模型对少数类别的识别能力。这种方法尤其适用于胃癌早期检测等医学图像分析任务，因为在这些任务中，癌症病变往往是少数类别，但具有重要的临床意义。然而选择合适的标签不平衡处理方法取决于具体的数据和任务特点，通常进行实验比较不同方法的效果，并根据实验结果选择最适合的方法来处理标签不平衡问题，以提高深度学习模型在胃癌早期检测等任务中的准确性和性能。

（二）探索这些人工智能诊断系统的挑战和改进潜力

数据质量和数量：数据质量和数量是深度学习模型在医学图像分析中的关键

因素。改进数据质量包括确保图像清晰、无噪声以及正确标注。数据量越大，模型通常越容易训练，但获取大规模内窥镜图像数据是一项昂贵和耗时的任务。解决方法包括合作多个医疗机构共享数据、使用合成数据进行训练以扩充数据集，以及制定更好的数据采集标准。

解释性：深度学习模型的解释性是一个热门研究领域。为了使医生能够理解模型的决策过程，研究人员正在探索可解释 AI（XAI）方法。这些方法可以提供关于模型决策的可视化或文本解释，以帮助医生更好地理解模型的诊断依据。

实时性：在临床实践中，实时性对于及时诊断和治疗至关重要。改进模型的计算效率是一个挑战，但也是一个必要的改进方向。通过优化算法、硬件加速或边缘计算等方法，可以提高模型的响应速度，以满足临床需要。

法规和伦理问题：医疗 AI 的应用涉及复杂的法规和伦理问题。确保模型的数据隐私和安全性是首要任务。此外，建立适当的责任框架以应对模型错误或失败也是必要的。合规性和伦理审查将继续在医疗 AI 领域发挥关键作用。

模型泛化：模型的泛化能力是一个关键挑战，特别是当将模型应用于不同的临床环境时。模型需要能够适应不同医疗机构、设备和患者群体之间的差异。数据的多样性和模型的鲁棒性是解决泛化问题的关键。采用跨机构数据和增加模型的鲁棒性训练是改进泛化能力的途径。

第四章　胃癌图像的分类方法

第一节　胃癌图像的特点与处理挑战

一、识别胃癌图像的独特特征

（一）胃癌在医学影像中的鲜明特征

异常肿块是胃癌图像中的一个显著特征，通常在多种医学影像中可见，包括X射线、计算机断层扫描（CT）、磁共振成像（MRI）以及内窥镜图像。

形状和外观：胃癌引起的异常肿块可以具有不同的形状和外观。它们呈现为圆形、椭圆形或不规则形状，并通常与周围正常组织有明显的界限。这些肿块在图像中通常显示为较亮或较暗的区域，与周围组织对比明显。

大小和位置：异常肿块的大小可以变化，从小到大不等。它们可以位于胃的不同位置，包括胃底、胃体和胃窦等部位。其位置和大小可以通过医学影像精确测量和定位。

密度和增强特征：在 CT 和 MRI 图像中，胃癌的异常肿块显示不同的密度和增强特征。这些特征有助于医生识别肿块是否具有恶性特征，例如肿瘤的强化程度、均匀性和灶状异常。

内窥镜检查：内窥镜图像是直接观察胃内异常肿块的重要工具。内窥镜允许医生实时观察肿块的形态、表面纹理和颜色，以进行初步评估。异常肿块的存在通常引起医生的警觉，并进行进一步的诊断和检查。深度学习模型在分析医学影像中的异常肿块时可以识别其特征，有助于提高胃癌的早期检测和分类准确性。

异常血管结构是胃癌图像中的另一个重要特征，它通常与周围正常组织的血管结构有明显的不同。

血管扭曲：在胃癌病变中，血管结构会出现异常的扭曲或扩张。这种扭曲导致血管呈现不规则的形状，与正常血管相比更为扭曲和变形。这种扭曲通常在图像中可见。

血管增生：某些胃癌病变可以引起血管增生，即新的血管形成。这些新生血管表现为异常的血管密度，以及在图像中可见的额外血管分支。

异常分布：胃癌导致血管的异常分布，使血管在正常组织中分布不均匀。这种不均匀性在医学影像中可观察到，通常显示为区域性血管浓缩或稀疏。

血管强化特征：在 CT 和 MRI 图像中，异常血管结构的强化特征可以用于区分病变性质。胃癌引起的血管结构显示不同的增强模式，这对于识别恶性病变至关重要。异常血管结构的存在常常是医生在医学影像中寻找胃癌迹象时的一个线索。深度学习模型可以分析这些血管结构的特征，有助于提高胃癌诊断的准确性，并帮助医生确定病变性质。通过对这些特征的识别和分类，可以更早地发现和治疗胃癌。

溃疡和溃疡周围的炎症是胃癌图像中的另一个重要特征，它们通常表现为医学影像中的异常亮度或颜色。

溃疡：胃癌病变导致胃内黏膜的溃疡，这是黏膜层的破损或损伤。这些溃疡通常在图像中呈现为深色斑点或区域，与周围正常组织的亮度不同，它们具有不规则的形状和边缘。

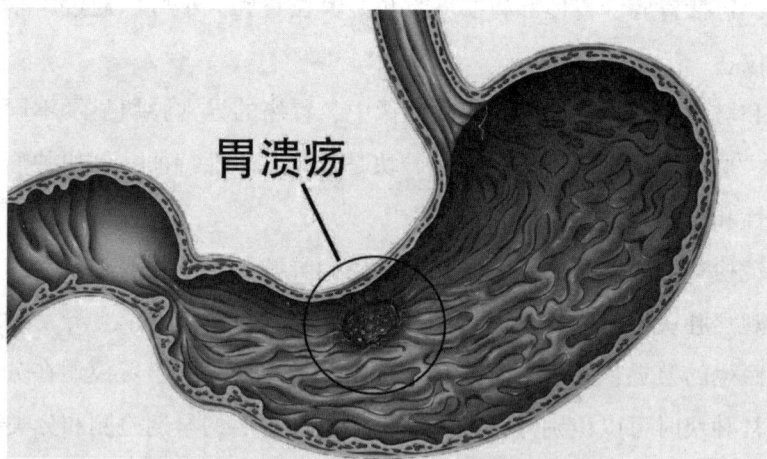

图 4-1　胃内黏膜溃疡

炎症：胃癌引起的病变通常会引起周围组织的炎症反应。这种炎症可以在医学影像中呈现为亮度或颜色的异常区域，与正常组织不同。炎症使影像中的区域显得更亮或更显眼。

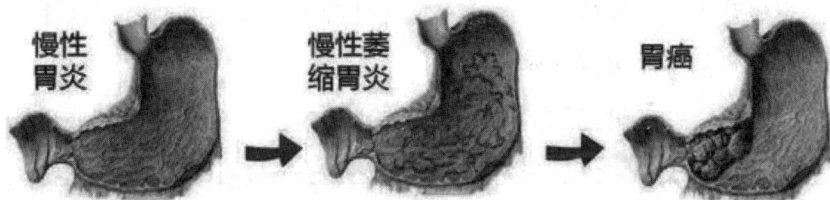

图 4-2　胃炎变化

溃疡周围的异常特征：溃疡周围的炎症通常在医学影像中形成一种特殊的模式。这些特征包括炎症区域的边界清晰度和形状，以及与正常组织的对比度变化。这些特征对于胃癌的早期检测和诊断非常关键。医生和深度学习模型可以通过分析图像中的溃疡和炎症特征来确定患者是否患有胃癌。这种早期检测和诊断有助于及时采取治疗措施，提高治疗成功的机会。因此对这些特征的准确识别和分类是胃癌图像分析的重要一步。

弥漫性浸润是一些胃癌类型的特征之一，它在医学影像中呈现为胃壁的异常增厚和浸润。

胃壁增厚：弥漫性浸润通常导致胃壁明显增厚，与正常的胃壁相比，其厚度明显增加。这种增厚可以在医学影像中清晰可见，通常是 X 射线、CT、MRI 或内窥镜图像。

异常外观：受到弥漫性浸润影响的胃壁在图像中呈现出不寻常的外观特征。这包括胃壁的结构不规则、纹理异常、颜色变化或形态不规则等。

周围组织受累：弥漫性浸润还涉及周围组织的受累，这在图像中引起邻近器官或组织的异常变化。这种受累通常伴随着浸润性生长的胃癌类型。

对于医生和深度学习模型来说，识别弥漫性浸润是胃癌图像分析中的关键任务之一。这些特征的存在提示患者患有胃癌，并有助于确定病变的性质和范围。因此对胃壁增厚和异常外观的准确分析对于早期胃癌的检测和诊断非常重要。

邻近淋巴结的肿大是在胃癌病例中常见的特征之一，它可以在医学影像中检测到。

淋巴结的位置：邻近淋巴结通常位于胃部周围，它们是淋巴系统的一部分，用于过滤体液和捕获异常细胞。在胃癌病例中，这些淋巴结会受到肿瘤的影响。

异常大小：正常情况下，淋巴结在医学影像中通常呈现为小而均匀的结构。然而，在胃癌病例中，邻近淋巴结会变得异常肿大，这可以通过图像中的增加的体积或明显可见的肿胀来观察到。

肿大的原因：邻近淋巴结的肿大通常是由于淋巴系统中的炎症或肿瘤的扩散所导致。这种情况表明胃癌已经进展到了淋巴结，这对于病情的评估和治疗计划非常关键。在医学影像分析中，识别邻近淋巴结的肿大可以帮助医生确定患者的胃癌病情严重程度，以及是否需要进一步的治疗干预。这个特征对于早期胃癌的诊断和疾病的分期非常重要。

（二）这些特征与其他类型的医学图像有何不同

与其他类型的医学图像相比，胃癌图像具有以下不同之处：位置和器官特异性，胃癌图像涉及胃腔内的异常病变，而其他类型的医学图像涉及不同器官，如肺、乳腺、肝脏等，因此胃癌图像的特征与这些器官的癌症图像有明显差异；内腔结构，由于胃癌发生在胃腔内，图像中通常包含有关胃壁和内腔的异常改变，这些改变表现为肿块、溃疡、浸润等，而其他器官的癌症图像呈现不同的结构特征；胃癌图像存在多样性，因为胃癌可以包括不同类型的病变，如腺癌、鳞状细胞癌等，这导致了不同形状、大小和位置的肿块，需要多方面的特征分析来识别和分类；血管结构异常，在胃癌图像中，血管结构的异常通常与其他类型的肿瘤图像不同，这些异常血管结构识别胃癌的早期迹象之一，因此在图像分析中具有重要意义。

二、讨论图像质量和变异性问题

（一）胃癌诊断中与图像质量相关的挑战：成像的变异性如何影响诊断准确性

1. 图像质量

模糊和噪声：使用高分辨率的成像设备可以提供更清晰的图像，有助于减轻模糊的问题。现代医学成像设备通常具有高分辨率，但设备的选择和性能仍然是关键因素。图像后处理技术可以用来降低模糊和噪声。这包括模糊去除滤波器、降噪滤波器和图像增强技术，这些方法可以通过数学运算和滤波来改善图像的质量。深度学习模型，特别是卷积神经网络（CNN），已经被广泛用于降低图像中的噪声。训练 CNN 模型以识别和去除噪声，可以显著提高图像的质量。在内窥镜检查中，图像稳定技术可以帮助减少由于患者运动引起的图像模糊。这包括使用稳定设备、实时图像处理和运动伪影校正。了解图像中噪声的类型和分布是降低噪声的关键。一些方法涉及对噪声进行建模，并根据模型进行校正。

运动伪影问题：在内窥镜检查中，患者的自然呼吸、胃肠蠕动以及内窥镜探头的移动都可以导致图像中的运动伪影。这些伪影表现为图像中的模糊、拉伸或扭曲，使得医生难以准确识别和分析病变。实时图像稳定技术使用传感器来监测内窥镜探头的位置和姿态，并根据监测到的信息实时调整图像的位置和方向，以抵消运动引起的伪影。运动伪影可以在图像采集后进行后处理。这包括使用数字图像处理技术，如运动校正算法，来纠正伪影并提高图像质量。这些算法可以根据运动的速度和方向来修复图像。通过减少患者的呼吸深度、减慢内窥镜的推进速度以及使用镜片和光纤技术，可以减小运动伪影的发生。医生在实施内窥镜检查时也可以小心翼翼地操作以减少运动。深度学习模型可以用于预测和纠正运动伪影。通过训练模型学习运动伪影的特征，然后在图像采集过程中进行实时校正，可以改善图像的稳定性。

感光度差异是医学影像中一个常见的问题，它对图像的质量和可解释性产生负面影响。不同成像技术的感光度差异源于各种因素，包括设备性能、光源、曝光时间等。这些差异会导致图像中某些区域的亮度不均匀，有些区域呈现过度曝光，而其他区域过于昏暗。这种不均匀的感光度分布会使医生在图像上难以准确识别和分析病变。直方图均衡化是一种用于增强图像对比度的常见方法。它可以根据图像的直方图分布自动调整像素的亮度值，以实现更均匀的亮度分布。这有助于减少过度曝光和过于昏暗的区域。在某些情况下，使用多个成像模态可以帮助弥补感光度差异。将来自不同模态的图像融合在一起，可以产生更均匀的亮度分布，提高图像的质量。数字图像处理技术可以用于后处理，以校正感光度差异。这包括使用滤波器、增强算法和曝光校正方法来调整图像的亮度和对比度。

定期对成像设备进行标定和维护，以确保感光度差异最小化。调整光源、曝光参数和设备设置，可以改善图像的一致性。深度学习模型可以用于感光度差异的自动修复。通过训练模型学习感光度分布的特征，然后在图像上应用修复算法，可以减少亮度不均匀问题。处理感光度差异是提高胃癌图像质量的关键一步，有助于医生更准确地诊断病情。这些方法的选择取决于实际临床情况和可用的技术。通过综合运用这些方法，可以改善图像的亮度均匀性，提高可视化和解释的准确性。

（二）胃癌诊断中成像的变异性对诊断准确性的影响

患者解剖差异是导致医学影像中变异性的一个主要因素。不同患者的胃形状和解剖结构存在显著差异。这些差异包括胃的大小、形状、位置以及周围组织的结构变化。这些因素会导致在不同患者之间的胃癌图像出现巨大的变异性。例如一名患者的胃较小，而另一名患者的胃较大，这会影响到肿瘤在图像中的相对位置和大小。患者解剖差异增加了胃癌图像分析的复杂性和挑战。医生和深度学习模型需要能够适应不同患者的图像特征，而不仅仅是一种标准化的解剖结构。这需要更高级的算法和模型，以处理这种变异性。正是由于患者解剖差异，个性化医疗在胃癌诊断和治疗中显得尤为重要。医生需要根据每位患者的独特解剖结构来制订个性化的诊断和治疗方案。因此，了解和考虑患者解剖差异对于提高诊断的准确性至关重要。为了处理患者解剖差异，图像注册和对准成为关键技术。这些技术可以将不同患者的图像进行配准，以确保它们在相同的坐标系中，从而使比较和分析更容易。

术语和标准化差异：不同医疗机构、医生和专业人员在描述图像中的病变时使用不同的术语。例如一名医生使用术语"溃疡"来描述病变，而另一名医生使用"糜烂"来描述相同的病变。这种差异性导致误解和混淆，特别是在医疗报告和病历中。在医学图像分析中，标准化是至关重要的，因为它可以确保不同医疗机构和专业人员之间的一致性。然而，目前仍然存在标准化的缺乏，导致了图像描述和报告的多样性。这对图像分析造成挑战，因为深度学习模型和计算机算法需要能够理解和处理多种不同的描述方式。由于术语和标准化差异，不同医生对同一图像提出不同的诊断意见。这导致诊断不一致性的问题，特别是在多医生团队中进行诊断和决策时，这种不一致性对患者的诊断和治疗产生重要影响。

为了应对术语和标准化差异，自然语言处理（NLP）技术可以用于分析医学报告和文档，以提取关键信息并将其标准化。这有助于使不同报告之间的描述更加一致，减少混淆。医学界正在积极努力制定更多的标准化术语和报告准则，以提高图像描述和诊断的一致性。这些努力包括制定共享的术语和诊断标准，以减少术语和标准化差异带来的挑战。

成像技术差异：胃癌的诊断通常需要使用多种成像技术，如内窥镜、CT 扫描、MRI 和超声等。每种成像技术提供不同类型的图像信息，包括结构、血流、代谢和功能等方面的信息。因此医生和分析师需要考虑多模态图像的解释和分析，以获得更全面的诊断信息。不同成像技术的图像分辨率可能存在差异。例如内窥镜可以提供高分辨率的直接视觉图像，而 CT 和 MRI 能提供更详细的断层图像。这种分辨率差异影响对肿瘤和异常区域的准确识别。在某些成像技术中，如 CT 和 MRI，对比剂的使用可以增强图像的对比度，帮助检测和识别异常区域。然而不同患者对对比剂的反应存在差异，因此需要谨慎使用。为了更好地理解胃癌的病变，图像融合技术可以用于将多种成像技术的信息整合在一起。这有助于提供更全面的图像信息，帮助医生进行更准确的诊断和评估。在临床实践中，医生需要根据患者的情况选择合适的成像技术和流程。不同技术的选择受到可用性、患者状态和诊断目的的影响。因此图像分析需要考虑不同技术之间的差异性。

三、人工智能模型标准化和数据收集的挑战

1. 标签不一致性

不同医疗机构和专业医生使用多种不同的标签和术语来描述相同类型的病变。例如一个医生使用"肿块"来描述一个胃癌病变，而另一个医生使用"肿瘤"或其他术语。这种多样性导致标签的不一致性，使模型难以理解和泛化。为了解决标签不一致性问题，标签规范化变得至关重要。标签规范化涉及制定一组标准化的标签和术语，以便不同医疗机构和专家都能采用相同的术语来描述病变。这可以通过医学图像标准化组织或国际医学图像标准组织来实现。一旦采用了标签规范化，医疗机构和专业人员需要严格遵守这些标签，以确保一致性。需要培训和教育，以确保所有涉及的人员都能正确标注图像。在建立训练数据集

时，需要对标签进行审核和清洗。这包括检查标签是否一致，并纠正任何错误或不一致的标签。这个过程可以确保训练数据的质量和一致性。利用自然语言处理（NLP）和文本分析技术，可以尝试自动化标签处理过程，识别和规范不同标签之间的关系。这有助于减轻手动标签规范化的工作量。

2. 数据隐私

医学图像通常与患者的个人健康信息相关联，这包括患者的身份、病史和诊断。因此，确保患者的隐私是首要任务。医疗机构和研究人员需要采取适当的措施来保护图像数据的隐私，如匿名化、去标识化和加密。医疗图像处理必须遵守相关法规和法律，如欧洲的通用数据保护法（GDPR）或美国的健康信息可移植性与责任法案（HIPAA）。这些法规规定了对医疗数据隐私的具体要求，包括数据收集、存储、传输和共享的规定。在一些情况下，研究和模型训练需要访问多个医疗机构的数据。在这种情况下，确保数据隐私的同时，建立适当的数据共享协议和合作框架变得至关重要。这可以通过使用联邦学习（Federated Learning）等技术来实现，以在不共享原始数据的情况下进行模型训练。医疗图像数据的审计和跟踪是确保数据隐私的一部分。这包括监控数据的访问、使用和共享，以确保未经授权的访问被及时发现和制止。许多医学研究机构设有伦理委员会，负责审查和批准医学图像处理项目，确保它们符合伦理和隐私标准。与伦理委员会的密切合作对于处理敏感医疗数据至关重要。

3. 多模态数据整合

多模态数据整合的关键是图像的注册和配准。不同成像技术生成的图像具有不同的分辨率、角度和比例，因此需要将它们对齐，以便在同一解剖空间中进行比较和分析。图像配准算法是解决这一问题的关键工具，它们可以将不同模态的图像映射到一个共同的坐标系中。一旦图像被成功注册，接下来的任务是将多模态数据的特征进行融合。这可以通过多种方式实现，包括特征级融合和决策级融合。特征级融合涉及提取和融合不同模态图像的特征，而决策级融合涉及将来自不同模态的独立决策结合起来以进行最终诊断。多模态数据通常在不同设备上采集，因此它们具有不同的亮度、对比度和像素间距等特征。数据标准化是一个重要的步骤，可以确保所有数据都处于一致的条件下进行分析。这包括直方图匹配、均衡化和像素间距校准等技术。深度学习方法在多模态数据整合中也发挥了重要作用。深度卷积神经网络（CNN）等模型可以接受多模态数据作为输入，并学习从这些数据中提取有关疾病的复杂特征。这些模型在多模态图像分析中取得了显著的进展。

4. 数据稀缺性

由于胃癌相对较少见，获取大规模、高质量的胃癌图像数据是一项具有挑战性的任务。医疗机构和研究机构需要积极收集和整理这些数据，以支持深度学习模型的训练和评估。为弥补数据稀缺性，研究人员可以考虑使用合成数据的方法。合成数据是通过模拟或生成图像来增加数据量的一种方式。虽然合成数据不如真实数据准确，但它可以提供额外的训练样本，有助于改善模型性能。不同医疗机构可以通过合作共享数据，以增加训练数据的数量和多样性。跨机构合作有助于克服单一机构数据稀缺性的问题，并提高模型的泛化能力。迁移学习是一种应对数据稀缺性的方法。研究人员可以从其他类似任务或疾病的图像数据中学习特征，然后将这些特征迁移到胃癌图像的诊断中。这种方法可以帮助模型在数据稀缺的情况下提高性能。主动学习是一种半监督学习方法，它可以在模型自动选择哪些样本进行标注的情况下提高模型性能。通过选择最具信息价值的样本进行标注，可以更有效地利用有限的数据。

第二节　胃癌图像分类的深度学习模型

一、图像分类中的深度学习技术概述

胃癌图像分类的深度学习模型依赖于先进的深度学习技术，这些技术在图像分类任务中取得了显著的成功。以下是深度学习技术的概述，特别适用于胃癌图像分类。

1. 卷积神经网络（CNN）

卷积神经网络（CNN）是深度学习中用于图像处理的基本架构，其设计灵感来源于生物学中的视觉感知机制。CNN 包括卷积层、池化层和全连接层，这些层次的组合使其在图像分类、目标检测和图像生成等任务中表现出色。CNN 的核心是卷积层，它通过在输入图像上滑动卷积核（filter）来提取图像的局部特征。卷积操作能够自动学习图像的特征，从低级别的边缘和纹理到更高级别的抽象特征，这使得 CNN 在处理复杂图像时非常强大。池化层用于减小卷积层输出的空间维度，通过保留关键信息来降低计算复杂性。常见的池化操作包括最大池化和平均池化，它们有助于保留图像的主要特征，提高模型对平移和变形的鲁棒性。在 CNN 的顶部，通常会有全连接层，用于将卷积和池化层学到的特征映射到最终的输出类别。全连接层通过权重矩阵连接所有神经元，完成从底层特征到高层抽象的转换。在胃癌图像分类中，CNN 可以被用于自动提取肿瘤和正常组织的特征。通过训练过程，CNN 能够学到与胃癌相关的图像模式，使其能够有效地将图像分类为不同的类别。这为医学图像分析提供了一种自动化和高效的方法，有助于医生更准确地诊断和定位肿瘤，提高胃癌的早期检测率和治疗效果。

2. 迁移学习

迁移学习是一种有效的机器学习方法，通过从大规模自然图像数据集中预训练的模型，将已经学到的特征知识迁移到新的任务上。在胃癌图像分类任务中，迁移学习被广泛应用，以克服小样本数据集的限制，提高模型性能和泛化能力。迁移学习的核心思想是使用在大规模自然图像数据集上预训练的模型，如在 ImageNet 上训练的深度神经网络（如 ResNet、Inception、或 VGG）。这些模型通过大量图像数据的学习，能够提取通用的图像特征。预训练的模型已经学到了在自然图像中通用的特征，这些特征对于各种图像分类任务都具有良好的表示能力。通过将这些模型的权重作为初始权重，然后在胃癌图像数据上进行微调，模型能够迁移先前学到的知识，并在新任务上更快、更有效地学习。胃癌图像数据集通常相对较小，迁移学习可以在这种情况下发挥重要作用。由于预训练模型已经具备较强的特征提取能力，即使在小样本数据上，模型也能够表现出色，避免了在小数据集上过拟合的问题。迁移学习不仅可以提高模型在胃癌图像分类任务上的准确性，还有助于加速模型的收敛速度。这使得迁移学习成为处理医学图像等领域中小样本问题的重要工具。

3. 循环神经网络（RNN）

循环神经网络（RNN）是一种用于处理序列数据的神经网络结构，对于内窥镜检查等产生的图像序列，RNN 可以被用于捕捉时间序列信息。这种能力使得

RNN 在处理动态图像、理解图像之间关联性方面具有显著的优势，从而更准确地进行分类和分析。序列数据处理：内窥镜检查的图像通常以时间序列的形式产生，每一帧图像都与前后帧存在一定的时序关系。RNN 通过其循环结构能够有效地处理这种序列数据，记忆之前的信息并将其应用于当前的图像处理，有助于模型更好地理解序列中图像的演变。长时依赖：RNN 的循环结构使其能够捕捉图像序列中的长时依赖关系，即当前图像的理解受到之前多个时刻的影响。这对于内窥镜检查等需要关注动态变化的场景非常重要，因为有时仅考虑短时依赖无法全面理解图像序列的信息。图像关联性：RNN 有助于建模图像之间的关联性，从而更好地理解内窥镜检查图像序列中的特征和变化。这种关联性建模有助于提高模型对图像序列的整体理解，进而提高分类和分析的准确性。动态图像分类：对于动态图像的分类，如内窥镜检查中的图像序列，RNN 的能力使其成为一种强大的工具。模型可以利用 RNN 对图像序列的时间关系进行建模，从而更精确地判断图像中的病变或其他重要信息。

4. 自注意力机制

自注意力机制是一种允许模型自动关注图像中重要区域和特征的机制。在胃癌图像处理中，自注意力机制尤为有用，因为它使模型能够自主选择关注那些对于诊断和分类具有重要性的区域，从而显著提高了模型的分类性能。动态关注：自注意力机制允许模型根据输入的胃癌图像，动态地计算每个像素点或区域的权重。这样模型可以在图像中自主选择关注那些具有显著特征或信息的区域，而无须预先定义固定的关注区域。这种动态的关注机制有助于模型更灵活地适应不同图像的特点。特征权重计算：自注意力机制通过计算每个像素点或区域的权重，将注意力集中在对分类任务更有意义的区域。这种计算通常通过对输入特征进行权重加权平均来实现，使得模型更注重那些对于胃癌检测和分类更为重要的特征。提高分类性能：由于自注意力机制能够有效地选择关注区域，模型更能捕捉到与胃癌相关的重要特征。这有助于提高分类性能，使模型更准确地判断图像中是否存在病变，并辅助医生进行更精准的诊断和治疗决策。适应性和灵活性：自注意力机制使得模型在处理不同类型的胃癌图像时能够具有适应性和灵活性。由于它能够自主选择关注区域，模型可以更好地适应不同图像的特征和变化，提高了模型的泛化能力。

5. 深度卷积生成对抗网络（DCGAN）

深度卷积生成对抗网络（DCGAN）是一种生成对抗网络（GAN）的变体，专门设计用于生成图像。在处理胃癌图像时，GAN 和 DCGAN 的应用非常有价值，因为它们可以用于合成具有特定特征的图像，解决数据不足和样本不平衡的问题，从而扩展训练数据集。图像生成：DCGAN 通过学习真实胃癌图像的分布，能够生成具有相似特征的合成图像。这使得它成为一种有力的工具，可以用于扩充训练数据集，尤其是在样本数量有限或者存在类别不平衡的情况下。数据增强：DCGAN 的生成器网络可以生成多样化的胃癌图像，这有助于增加训练数据的多样性。通过引入合成图像，模型可以学到更广泛的特征表示，提高对新样本的泛化能力，从而改善模型的性能。在医学图像领域，获取大量真实的临床图像面临着难以获取、难以标注的问题。DCGAN 通过生成具有相似分布的图像，弥补了数据不足的问题，使得训练模型更具有鲁棒性。DCGAN 可以通过在生成器网络中引入特定的条件来生成具有特定特征的图像。这对于生成带有不同病变、病灶或其他特定特征的胃癌图像具有重要意义，为医学研究和诊断提供更多样化的数据。尽管使用生成对抗网络进行数据增强和合成图像的方法在医学图像处理领域中取得了一些成功，但在应用时需要谨慎处理，确保生成的图像具有临床可解释性和可靠性。此外，生成的合成图像应该与真实图像具有相似的分布，以确保训练模型在真实临床场景中的性能。

二、案例研究——成功的胃癌深度学习模型

1. EndoNet

EndoNet 是一款卓越的深度学习模型，专门为内窥镜图像的分类任务而设计。它采用了卷积神经网络（CNN）架构，通过大规模的训练，取得了显著的成功，主要应用于胃癌的早期诊断。EndoNet 采用了深度的 CNN 架构，这使得它能够自动从内窥镜图像中学习和提取关键特征，无须手动设计特征或规则。为了训练 EndoNet，大规模的内窥镜图像数据集被使用。这些数据包括了正常胃部组织和不同类型的癌症病变，以确保模型具有足够的多样性和泛化能力。EndoNet 在临床实践中表现出了极高的准确性。它能够准确地识别胃内的异常病变，包括早期和微小的癌症病变，有助于医生更早地进行诊断和治疗。EndoNet 的自动化识别

功能可以为医生提供第二意见，减轻他们的工作负担，并加速诊断过程。EndoNet 的主要应用领域是胃癌的早期诊断。它可以用于分析内窥镜图像，检测潜在的胃癌病变，包括肿块、溃疡、异常血管等。这对于提高患者的生存率和治疗效果至关重要，因为早期诊断通常意味着更早的治疗和更好的治疗结果。

2. GastricNet

GastricNet 是一款专用于胃癌图像分类的深度学习模型，它采用了一种独特的架构，结合了卷积神经网络（CNN）和循环神经网络（RNN）的特性。GastricNet 不仅使用了 CNN 进行静态图像特征的提取，还结合了 RNN，以进行时间序列信息的建模。这使得它能够在内窥镜图像中捕捉到动态的变化，提供更全面的图像评估。通过使用 RNN，GastricNet 可以对内窥镜图像序列进行建模，考虑到图像之间的时序关系。这对于处理动态的胃内图像，如胃蠕动和变化的血流情况，非常重要。GastricNet 的结构使其能够提供更全面的评估，不仅仅是静态图像特征的分类，还包括时间序列信息。这对于检测胃癌病变以及评估其发展和变化非常有用。GastricNet 的主要应用是处理胃癌图像，特别是内窥镜图像。它可以用于检测和分类胃内的异常病变，包括肿块、溃疡、异常血管等。由于其序列建模能力，它在捕捉图像动态变化方面表现出色。这种模型在内窥镜检查中具有巨大的潜力，可以帮助医生更准确地诊断胃癌，特别是对于那些具有动态变化的病变情况。它有望提高胃癌早期诊断的准确性和效率。GastricNet 的出现进一步证明了深度学习在医学图像分类领域的多样性和适应性，为胃癌图像分类提供了一种创新的方法。

3. GI-Net

GI-Net 是一种专注于检测胃肠道疾病包括胃癌的深度学习模型。GI-Net 采用了自注意力机制，这是深度学习中的一种关键技术。它允许模型自动关注图像中的关键区域，而不是平均关注整个图像。这种自动化的注意力机制有助于提高疾病检测的准确性，因为它能够聚焦于存在问题的区域。GI-Net 通常是一个多任务学习模型，它可以同时处理多种胃肠道疾病的检测。这包括胃癌以及其他疾病，如溃疡、炎症等。这种多任务学习使得模型更加全面，可以应对不同类型的疾病。GI-Net 在多个研究和评估中都取得了令人满意的结果。其自动化的关键区域关注和多任务学习能力使其成为一种可靠的工具，用于胃肠道疾病的早期检测和分类。GI-Net 主要应用于医学影像,特别是内窥镜图像的分析。它的主要目标是检测胃肠道疾病,包括胃癌,以帮助医生进行更早的诊断和治疗。这种模型在临床实践中具有广泛的应用前景,因为胃肠道疾病是常见的健康问题之一。GI-Net 的自动化关注机制和多任务学习使其成为医学专业人员的有力辅助工具,有望提高疾病检测的效率和准确性。

4. 深度迁移学习模型

深度迁移学习模型在胃癌图像分类任务中的应用是一种非常有前景的方法。深度迁移学习是一种机器学习方法,它利用已经在大规模数据上预训练的深度学习模型,并将这些模型的知识迁移到新的任务上,如胃癌图像分类。这种方法的核心思想是,在自然图像等大规模数据上进行预训练的模型已经学习到了丰富的特征表示和抽象概念,可以用于解决其他任务。深度迁移学习的优势在于它允许在小样本医学图像数据上取得出色的表现。由于医学图像数据通常相对有限,深度迁移学习的能力使得模型能够从自然图像中获得的特征和知识来辅助医学图像分类。这为早期胃癌等疾病的检测提供了更可行的解决方案。在深度迁移学习中,通常会选择在自然图像数据集上经过预训练的模型,如 ImageNet 上的模型。然后这些模型的最后几层会被微调,以适应特定的医学图像分类任务。这种微调过程允许模型逐渐适应医学图像的特征和特点。

三、模型准确性和效率的未来趋势和潜在改进

胃癌图像分类的深度学习模型将继续发展和改进,以提高准确性和效率。

为了弥补数据稀缺性和标注困难的问题,未来的研究将更多地探索数据增强和合成数据的方法。通过增加数据样本的多样性,模型可以更好地泛化到不同类型的胃癌病变,并提高准确性。

未来的模型将更多地关注多模态数据的融合,包括内窥镜图像、CT、MRI 等多种成像技术。将不同模态的信息融合到一个统一的模型中,可以提供更全面的评估和更准确的分类结果。

自监督学习是一种无监督学习方法,可以在没有人工标签的情况下训练模型。未来的深度学习模型会探索自监督学习方法,以进一步减轻标签数据不足的问题。

解释性 AI 将成为未来关注的重点。医生需要了解模型的决策过程，以增强对模型的信任。因此，未来的模型将更注重解释性和可解释性。

在临床实践中，实时性和高效性至关重要。未来的模型将更加注重计算效率，以便在内窥镜检查期间提供即时诊断建议。

模型的泛化能力是一个重要问题，特别是当应用于不同机构或地区的临床环境时。未来的研究将更多地关注模型的泛化性能，以确保其在不同数据集上的可靠性。

随着医疗 AI 的应用增加，法规和伦理问题将更加突出。未来的研究需要考虑如何确保医学图像数据的隐私和安全，同时遵守相关法规和伦理标准。

胃癌的长期跟踪和治疗监测数据对于了解疾病的进展和治疗效果至关重要。未来的研究将更多地关注如何获取和管理这些数据，以支持更全面的病情监测。

第五章　胃癌组织分割的深度学习模型应用

第一节　胃癌病理图像特征

一、胃癌病理图像的详细分析

肿瘤细胞的不规则形态在胃癌病理图像中扮演着重要的角色。肿瘤细胞的不规则形态使它们在病理图像中相对容易被识别。这对于医生进行初步筛查和定位潜在的癌症病变非常重要。医生可以快速识别图像中的异常区域，并将其标记为潜在的癌症区域，从而引导后续的详细检查和分析。肿瘤细胞的不规则形态与周围正常组织形成鲜明的对比。这种对比使医生能够清晰地区分患病区域和健康组织，从而确保更精确的诊断。肿瘤细胞形态的不规则性通常与肿瘤的恶性程度相关。更不规则的细胞形态通常表明更高的恶性程度，这对于评估癌症的严重性和进展至关重要。医生可以根据细胞形态的特征来确定癌症的分级，这有助于决定治疗方案。一旦肿瘤细胞的不规则形态被识别，医生通常会采取进一步的检查措施，如活检或更高分辨率的成像。这有助于确认诊断、确定肿瘤的类型和确定治疗策略。

1. 核异型性

核异型性在胃癌病理图像中是一个非常重要的特征，它对于评估肿瘤的恶性程度和决定治疗策略具有关键作用。核异型性是评估肿瘤恶性程度的关键标志之一。在胃癌病理图像中，异型性的核通常表现为核的大小不一、形状异质以及核分裂的存在。更高程度的核异型性通常与更高的肿瘤恶性程度相关联。这意味着肿瘤细胞越不规则，肿瘤越可能是恶性的。核异型性有助于医生确定胃癌的分级和分期。分级和分期是决定治疗方案的重要因素。例如早期诊断的低级别胃癌可以通过手术切除治疗，而高级别的胃癌需要更复杂的治疗，如放疗或化疗。因此核异型性的评估有助于医生为患者制订个性化的治疗计划。核异型性还可以影响治疗策略的选择。对于高度异型的胃癌，医生更倾向于采取更积极的治疗措施，以确保更全面的癌症控制，包括放射治疗、化疗或靶向治疗。核异型性还可以用于预测患者的预后。更高程度的核异型性通常与较差的预后相关。因此医生可以使用核异型性的信息来估计患者的癌症生存率，并更好地了解患者的疾病进展和风险。

2. 间质反应

间质反应在胃癌病理图像中是一个重要的观察特征，它提供了有关病变的重要信息，包括病变的性质、扩散情况以及周围组织的状态。胃癌病理图像中的炎症反应可以显示肿瘤周围组织的炎症程度。炎症通常是机体对肿瘤的一种自然反应，但也表明肿瘤的侵袭性增加。医生通过评估炎症反应的程度来了解肿瘤的活跃度以及需要的治疗干预。胃癌图像中的纤维化是指病变区域周围的组织发生纤维化变化，导致局部硬化和瘢痕形成。纤维化可以是胃癌扩散的指标之一。医生可以使用这一信息来判断肿瘤是否侵入了周围的组织，从而调整治疗计划。胃癌通常伴随着血管增生，即在肿瘤周围形成新的血管。这些新生血管有助于供应肿瘤所需的营养和氧气。在病理图像中，医生可以观察到血管的密度和分布情况，从而了解肿瘤的生长和营养供应情况。间质反应的分析有助于医生调整治疗策略。例如如果病理图像显示炎症反应较强，医生会考虑使用抗炎药物来减轻病变周围的炎症。纤维化和血管增生的存在也影响手术的可行性和风险。间质反应还可以用于预测患者的预后。例如较强的血管增生与较高的血供和更快的肿瘤生长相关，从而与较差的预后相关。医生可以使用这些信息来估计患者的癌症生存率和治疗反应。

3. 黏液分泌

黏液分泌在胃癌病理图像中是一个显著的特征，对于病变的诊断和治疗具有重要的指导意义。胃癌中的黏液分泌通常导致肿瘤内部形成明显的囊性或透明区域。这些区域在病理图像中非常显著，呈现为明亮的囊泡状结构。黏液分泌的程度和分布可以根据病理图像来评估。黏液分泌是某些特定类型的胃癌的典型特征。通过分析病理图像中的黏液分泌情况，医生可以确定病变的类型。这有助于将胃癌分类为不同的亚型，因为不同的亚型需要不同的治疗方法。胃癌的黏液分泌情况也可以影响治疗方法的选择。某些类型的胃癌对放疗或化疗的敏感性不同，因此确定病变类型可以帮助医生决定最佳的治疗策略。例如黏液型胃癌对某些治疗方法更具响应性。黏液分泌情况还可以用于监测胃癌的疾病进展。如果病理图像显示黏液分泌的增加或扩散，这表明疾病在进展，需要采取相应的措施来调整治疗计划。

4. 浸润深度

浸润深度是胃癌病理图像中的一个关键特征，它对于诊断、治疗和预后的决策具有重要意义。浸润深度是指肿瘤侵入胃壁并扩散到周围组织的程度。它通常以毫米或厘米为单位来表示，表示肿瘤在组织中的深度。根据浸润深度的不同，肿瘤可以分为不同的阶段，如黏膜层、黏膜下层、肌层或浸润到浆膜层。浸润深度是决定手术范围的关键因素之一。如果肿瘤浸润深度较浅，只需要进行局部切除或内窥镜切除。然而，如果浸润深度较深，需要进行更广泛的胃切除手术，如全胃切除或部分胃切除。因此，浸润深度评估对于指导手术决策至关重要。浸润深度也影响了治疗策略的选择。如果肿瘤浸润较浅，可以选择较为保守的治疗方法，如内窥镜切除或局部放疗。但对于深度浸润的肿瘤，需要进行更积极的治疗，如化疗或全胃切除。因此，浸润深度评估有助于医生为患者制订个性化的治疗计划。浸润深度与患者的预后密切相关。一般情况下，浸润深度越深，患者的预后越差。深度浸润增加疾病复发和转移的风险。因此，浸润深度评估不仅有助于治疗决策，还可以为患者提供有关疾病预后的信息。对于浸润深度较深的患者，临床监测和定期随访尤为重要。这可以帮助医生及时检测疾病复发或转移的迹象，并采取相应的治疗措施。

5. 血管侵入

血管侵入是胃癌病理图像中的一个重要特征，它对于决定治疗策略和预后的评估具有重要意义。血管侵入是指肿瘤细胞侵入并涉及到周围的血管结构。这包括静脉和动脉，它们可以位于肿瘤周围的组织中。血管侵入通常在病理图像中可见，医生会检查图像以确定是否存在血管侵入的迹象。血管侵入的存在对于治疗策略的选择至关重要。如果肿瘤没有侵入血管，可以选择较为保守的治疗方法，如手术切除或放疗。然而，如果存在血管侵入，特别是深度侵入，需要更积极的治疗，如化疗或靶向治疗。因此，血管侵入评估有助于医生为患者制订个性化的治疗计划。血管侵入与患者的预后密切相关。通常情况下，血管侵入增加了疾病复发和转移的风险。肿瘤细胞进入血管后，它们有机会通过血流传播到其他部位，导致远处的转移病灶。因此，血管侵入是一个不良的预后因素。术前评估血管侵入有助于医生决定手术的范围和是否需要补充治疗。术后，医生还需要密切监测患者，以检测是否存在血管侵入的复发迹象。这可以通过定期的临床和影像学随访来实现。对于存在血管侵入的患者，治疗后的监测尤为重要。医生需要评估治疗是否成功抑制了血管侵入，并采取必要的措施来防止复发或进一步转移。

二、组织外观和结构的变异性

（一）病理图像中胃癌组织外观和结构的变异性

胃癌组织外观和结构的变异性是一个复杂而重要的主题，对于诊断过程具有深远影响。胃癌组织在病理图像中表现出多种不同的外观和结构特征。病变类型在胃癌病理图像的变异性中起着关键作用。腺癌是最常见的胃癌类型，占据了大多数病例。在病理图像中，腺癌通常呈现为不规则的腺体结构，这些腺体由肿瘤细胞充填，形成腺腔的闭塞。肿瘤细胞的核通常显示核分裂和异型性，这是腺癌的典型特征。此外腺癌还伴随黏液分泌，导致囊性区域的出现。浸润性腺癌是一种侵袭性较强的胃癌亚型。在病理图像中，浸润性腺癌的特征包括肿瘤细胞的紧密排列，形成团块状结构。这些细胞团块可以侵入正常胃组织，表现为浸润深度的增加。核异型性也在浸润性腺癌中普遍存在。黏液腺癌是一种以黏液分泌为主要特征的亚型。在病理图像中，黏液腺癌的肿瘤组织通常含有大量的黏液，导致囊性区域的形成。这种特征在图像中非常显著，有时甚至可以裹挟癌细胞，使其浸润表面黏膜。除了上述常见的亚型外，还存在一些其他罕见的胃癌亚型，如神经内分泌瘤和平滑肌瘤。每种亚型都具有独特的细胞学和组织结构特征，需要经验丰富的病理医生来识别和分类。

1. 病变分级

胃癌通常按其在组织中的扩散程度进行分级，包括 T1、T2、T3 和 T4 等。不同分级的肿瘤显示不同的组织结构，因此其外观也会有所不同。

T1 分级：T1 分级表示肿瘤仅侵入黏膜或黏膜下层，尚未扩散到黏膜下肌层。

在病理图像中，T1 分级的肿瘤通常显示为黏膜表面的异常增生，但未涉及更深的层次。组织结构较为保持，核异型性较低。

T2 分级：T2 分级表示肿瘤已经扩散到黏膜下肌层，但尚未涉及浆膜层。在图像中，T2 分级的肿瘤表现为明显的肌层浸润，形成不规则的腺体结构。肿瘤区域的核异型性有所增加。

T3 分级：T3 分级表示肿瘤已经涉及浆膜层，但尚未穿透浆膜。在病理图像中，T3 分级的肿瘤显示为肌层和浆膜层的浸润，伴随着更多的核异型性和细胞密度增加。

T4 分级：T4 分级表示肿瘤已经穿透浆膜并涉及周围结构，如邻近器官或淋巴结。在图像中，T4 分级的肿瘤通常显示为广泛的浸润和侵袭，伴随着显著的核异型性和组织结构破坏。

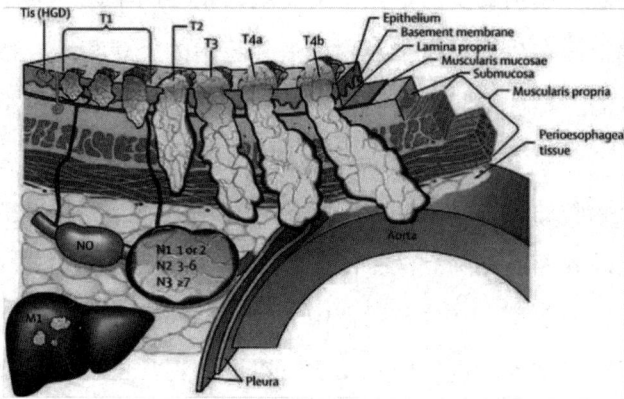

图 5-1　胃癌病变分级

2. 病变位置

胃癌可以发生在胃的不同部位，如胃体、胃底、幽门等。病变的位置也会影响组织外观，因为不同部位的组织结构不同。在胃体发生胃癌病变时，通常会在医学图像中呈现为肿块或肿瘤，这一病变常伴随着黏膜的不规则增生。胃体病变的组织结构往往表现出高度的核异型性和细胞增生，这些特征在图像中可能呈现为局部的异常密集区域或肿块状结构。然而，与周围正常组织的界限可能并不清晰，因此需要医生进行细致的观察以确定病变的性质和边界。在医学图像中，胃体的胃癌病变通常表现为局部区域的异常密度增加或肿块形态，与周围正常组织相比,这些区域可能呈现出更加浓密或异常的结构。同时这些肿块会表现出不规则的边缘,可能呈现出分叉、分叶或毛刺状,这些都是识别胃癌病变的重要特征。然而由于病变的边界不清晰,肿块与周围组织之间的过渡区域较为模糊,对于准确确定病变的范围和性质带来了挑战。在观察和分析胃体的医学图像时,医生需要结合临床病史和其他辅助检查结果,仔细评估病变区域的形态、密度、边界和周围组织的关系。有时需要进行进一步的检查或辅助检查,如内窥镜检查或活检,以获取更多信息并最终确定诊断。通过细致观察和综合分析,医生们能够更准确地诊断胃体的胃癌病变,并为患者制订最合适的治疗方案。

胃底是胃的底部部位,在医学图像中出现胃癌病变时,常表现为浆膜层的异常改变。这种异常往往伴随着黏膜下肌层的浸润,导致组织结构的不规则和核异型性的显现。与胃体相比,胃底的胃癌病变可能更容易影响到浆膜层,因此医生在图像分析时需要特别注意观察浆膜层的异常变化,以帮助确定病变的性质和程度。在医学图像中,胃底的胃癌病变常常呈现为局部区域的异常密度增加或不规则形态的病灶。这些异常区域可能在图像上呈现为不规则的结构,与周围正常组织形成对比。此外,由于胃底是胃的底部,胃癌病变往往更容易影响到浆膜层,因此医生需要特别关注观察浆膜层的情况。在胃底的胃癌病变中,浆膜层的异常改变表现为浆膜下肌层的浸润、增厚或异常结构,这些特征在医学图像中呈现为局部区域的不均匀密度或不规则形态的异常区域。医生在分析胃底的医学图像时,需要仔细观察病变区域的形态、密度、边界以及与周围组织的关系。同时特别关注浆膜层的情况,观察是否存在异常改变,有助于确定病变的性质和程度。综合分析这些特征,更准确地诊断胃底的胃癌病变,并制订相应的治疗方案,以提高患者的治疗效果和生存率。

幽门作为胃的出口部位,在胃癌病变中扮演着重要的角色。当胃癌发生在幽门处时,在病理图像中常表现为幽门黏膜层的异常增生和组织结构的扭曲。这种异常增生导致黏膜层的肿块或不规则病变,同时伴随着组织结构的变形和不规则性。与其他胃部位相比,幽门部位的胃癌病变可能对食管和十二指肠造成影响,因此医生在图像分析时需要特别关注幽门部位的病变特征。在病理图像中,幽门处的胃癌病变通常呈现为局部区域的异常密度增加或不规则形态的病灶。这些异常区域在图像上呈现为肿块状结构,与周围正常组织形成对比。幽门部位的胃癌病变会扭曲黏膜层的结构，导致其呈现出不规则的形态和不均匀的密度分布。在医学图像中，幽门部位的胃癌病变对于黏膜层的影响可能更为明显，因此医生需要仔细观察病变区域的形态、密度、边界以及与周围组织的关系，以帮助确定病变的性质和程度。由于幽门部位的胃癌病变会对食管和十二指肠造成影响，医生在图像分析时需要特别注意观察病变的范围和影响范围，以帮助进行准确的诊断和治疗规划。通过细致观察和综合分析幽门部位的病变特征，医生能够更准确地诊断幽门处的胃癌病变，并制订相应的治疗方案，以提高患者的治疗效果和生存率。

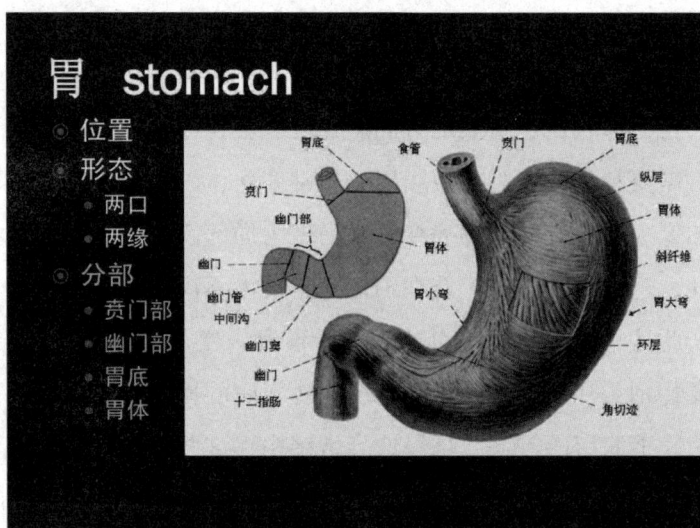

图 5-2　胃分布

胃癌病变通常伴随着周围组织的反应，包括炎症、纤维化和黏液产生等。这些组织反应不仅影响了整体的组织外观，还对图像的诊断和分析产生重要影响。

胃癌病变往往伴随着炎症反应，表现为局部的红肿、血管扩张和细胞浸润。炎症反应的程度和类型因个体差异而异，因此影响了图像的外观和肿瘤区域的边界清晰度。在医学图像中，炎症反应可能使肿瘤周围的组织呈现出模糊的边界，从而增加了诊断的难度。因此，在分析胃癌图像时，需要注意炎症反应的存在及其对图像的影响。胃癌病变可以导致周围组织的纤维化反应，表现为纤维组织的增生和增厚。纤维化反应使组织变得更加坚硬，影响了肿瘤的浸润深度评估。在医学图像中，纤维化的存在可能使肿瘤周围的组织呈现出高密度或高信号强度区域，从而干扰了肿瘤的定位和分析。因此了解纤维化反应对于准确诊断和治疗方案的制订非常重要。特定类型的胃癌病变会导致黏液的产生，形成黏液囊肿。在医学图像中，这些黏液囊肿通常呈现为囊性结构，包含黏液样物质。黏液囊肿的存在对于确定病变的类型和性质至关重要。在图像分析中，医生需要注意黏液囊肿的位置、大小和形态，以便准确地诊断并制订适当的治疗方案。

三、高质量成像对于准确分析的重要性

（一）高质量成像在准确分析和诊断胃癌方面的必要性

高质量成像在准确分析和诊断胃癌方面至关重要。现代医学成像技术的发展为医生提供了越来越清晰、详细的图像，使他们能够更准确地检测和诊断肿瘤，为患者提供更好的治疗和管理。高质量成像可以捕捉更多微小的细节和结构。胃癌的形态、大小、边界和组织特征对于准确诊断和评估病情至关重要。通过高分辨率的成像技术，医生可以更清晰地观察到肿瘤的细微变化，有助于及早发现和诊断胃癌。高质量成像有助于增强特定特征的可见性。核异型性、黏液分泌、血管侵入等特征对于区分良性和恶性病变、评估浸润深度以及确定病变类型非常重要。通过高清晰度的成像，这些特征可以更清楚地显示出来，提高了医生对病情的判断和诊断的准确性。高质量成像还可以降低误诊的风险。低质量或模糊的成像可能导致误诊，将正常组织误认为是病变，或者忽略了微小但重要的病变。高质量成像可以降低这种误诊的发生率，提高诊断的准确性，为患者提供更准确的诊断结果和治疗方案。此外，高质量成像还为治疗决策提供了更可靠的依据。医生可以根据高质量图像评估肿瘤的特征和属性，选择最合适的治疗方法，并预测患者的预后。这有助于个性化治疗方案的制订，提高治疗的效果和患者的生存率。

高质量成像还用于监测治疗的效果。在治疗期间和治疗后，成像可以帮助医生评估肿瘤的缩小、消失或增长，以及疾病的进展情况。这有助于及时调整治疗方案，提高治疗的有效性，并为患者提供更好的生存和生活质量。

（二）提高成像质量的技术进步

新一代高分辨率成像设备具有更高的像素密度和更灵敏的传感器，能够捕捉组织结构的微小细节。这对于检测早期病变和微小肿瘤至关重要。例如在内窥镜检查中，高分辨率摄像头可以更清晰地显示胃黏膜的细微变化。

1. 改进的图像后处理

改进的图像后处理算法在医学影像领域的应用对于提高图像质量、可读性和医生诊断的准确性都具有重要作用。这些算法通过纠正图像中的噪声、伪影和亮度不均匀等问题，以及进行图像增强，为医生提供更清晰、更详细的图像。先进的图像后处理算法能够有效地纠正医学图像中存在的噪声和伪影，这有助于提高图像的准确性和可靠性。通过去除这些干扰因素，医生能够更准确地观察图像，识别异常结构并做出正确的诊断。专注于处理图像中的亮度不均匀性，确保整个图像区域都能够得到适当的照明。这对于医生在观察图像时能够更全面地了解组织结构和病变，提高了医学影像的可读性。先进的图像后处理算法具有图像增强的能力，通过调整对比度、亮度、色彩等方面，突出特定结构或病变，使其更为显著。这种图像增强有助于医生更容易地检测和分析图像中的重要信息，提高了对病变的敏感性。一些算法致力于增强图像的细节，特别是对于微小结构和细微变化的捕捉。这种细节增强有助于医生更清晰地观察图像中的微小细节，对于早期病变和微小肿瘤的诊断至关重要。先进的图像后处理技术还可以用于多模态图像的融合，将来自不同医学成像设备的信息整合在一起，提供更全面、更准确的图像信息。

2. 多模态成像

多模态成像是一种通过结合多种不同成像技术来获取更全面信息的方法。例如联合使用 CT（计算机断层扫描）、MRI（磁共振成像）和 PET（正电子发射断层扫描）成像可以为医生提供关于患者病变的结构、代谢和功能等多方面的数据。这种综合的信息有助于更全面地评估病变的性质和扩散程度，为医学诊断和治疗决策提供更全面的支持。CT 和 MRI 成像提供高分辨率的结构信息，使医生能够详细地观察组织结构、器官形态和异常的解剖学特征。CT 成像以 X 射线为基础，适用于检测骨骼和软组织病变。而 MRI 则通过磁场和无损耗的无离子辐射，适用于获取更详细的软组织信息。PET 成像提供关于组织代谢活动的信息。通过注射放射性标记的代谢物，PET 可以可视化生物活性、代谢和病变区域。这对于检测肿瘤、评估炎症程度等方面具有重要意义。MRI 和 PET 还可以提供关于组织和器官功能的信息。MRI 的功能成像技术，如功能性磁共振成像（fMRI），可以显示特定任务时的脑活动。PET 则可以检测代谢活动的差异，揭示组织或器官的功能状态。结合多模态成像技术，医生可以获得关于病变的综合信息。例如在癌症诊断中，结合 CT、MRI 和 PET 成像可以提供有关肿瘤位置、大小、代谢活动等多个方面的信息，有助于制订更全面的治疗方案。多模态成像在精准医学中具有重要意义。医生可以根据患者的个体差异，选择最适合的成像技术，从而更好地理解病变的复杂性，实现个体化的诊断和治疗。

3. 人工智能辅助

人工智能辅助在医学影像领域中发挥着重要的作用，尤其是深度学习模型和计算机辅助诊断系统。这些系统在解释图像和检测异常方面表现出色，为医生提供了有力的支持。深度学习模型能够自动学习图像中的特征，从而识别和标记潜在的异常区域。这种自动化的过程有助于提高病变的检测率，尤其是在大量医学图像中，辅助系统可以迅速而准确地指示医生关注的区域。人工智能辅助系统不仅可以识别异常，还能够提供定量信息，如病变的大小、形状、密度等。这为医生提供了更全面的数据，有助于更准确地评估病情和制订治疗方案。通过自动识别异常和提供关键信息，人工智能辅助系统能够大大加速诊断过程。医生可以更迅速地获取重要信息，从而更及时地进行治疗决策和规划。自动化的异常检测和定量信息提供减轻了医生的工作负担。医生可以将更多时间集中在与患者沟通、治疗方案的制订等更为复杂和人性化的任务上，提高了医疗服务的效率和质量。这些系统可以通过不断学习从大量图像中提取知识，不断改进和优化其性能。随着数据的增加和模型的不断训练，人工智能辅助系统的准确性和可靠性将逐步提高。

第二节　分割任务的难点分析

一、识别分割癌组织与非癌组织的困难

1. 图像质量和多样性

不同的医学影像扫描设备，如 CT、MRI 或内窥镜，产生不同质量和类型的

图像。这些设备之间的分辨率、对比度和成像深度的差异显著影响图像的清晰度和细节，进而影响深度学习模型的识别能力。患者的身体状况，如年龄、性别、疾病阶段等，也会影响胃癌组织的图像特征。例如不同阶段的胃癌在形状、大小和纹理上有所不同，这增加了模型在分割不同阶段癌症时的复杂性。进行医学影像扫描的操作技术也导致图像质量的差异。例如扫描参数的设置、患者位置的调整等因素都影响最终图像的质量。胃癌在不同患者中呈现出不同的形态特征，如大小、形状、边界的清晰度等。这种多样性使得深度学习模型需要能够识别和适应各种不同的癌组织特征，以实现准确分割。在实际的医学图像数据库中，存在特定类型或质量的图像占据主导地位的情况，导致模型在处理少见或质量较低的图像时性能下降。为了应对这些挑战，可以通过技术手段改善图像质量，如降噪、对比度增强等，以及应用数据增强技术来模拟不同条件下的图像，增加模型的鲁棒性。结合使用不同扫描设备获取的图像数据，利用它们各自的优势来提升模型的综合分析能力。根据不同患者群体或疾病特征订制模型的训练策略，以适应不同情况下的图像特征。采用先进的深度学习架构和算法，如注意力机制、迁移学习等，以提高模型对多样性图像的适应能力。

2. 组织特征的相似性

在某些情况下，癌组织与周围的正常组织在视觉上非常相似。这种相似性体现在颜色、纹理或密度上。由于这些相似的特征，深度学习模型难以区分癌变区域和正常组织。对于早期或某些类型的胃癌，肿瘤与正常组织之间的边缘非常模糊。这种模糊性是由癌细胞逐渐浸润到周围正常组织中造成的，使得明确的边界线变得难以识别。胃癌肿瘤内部表现出高度的异质性，即肿瘤内部的不同区域在结构和功能上有显著差异。这种内部异质性加上与正常组织的界限不清，进一步增加了分割的难度。在某些情况下，医学影像的分辨率不足以清晰地显示微小的肿瘤或肿瘤边缘。低分辨率的图像导致细节信息丢失，使得模型难以准确地识别和分割肿瘤。随着疾病的发展，肿瘤的特性会发生变化，如大小、形状和密度的变化，这会进一步模糊肿瘤与正常组织之间的界限。为了解决这些挑战，应用高级图像处理和增强技术来提高图像的质量，使得肿瘤与正常组织之间的区分更加明显。使用更复杂的深度学习模型，如具有更深层次的网络结构或先进的特征提取机制来提高对细微差异的识别能力。结合不同类型的医学影像数据，如 CT、

MRI、PET 等，从多个角度分析肿瘤和周围组织，以提高分割的准确性。与医学专家密切合作，确保数据标注的准确性，特别是在肿瘤边缘区域的精确标注，可以帮助模型更好地学习和区分这些复杂区域。定期对模型进行训练和优化，以适应肿瘤特性的变化和新的医学影像技术。

3. 组织形态的复杂性

胃癌组织在不同患者中表现出多种形态，这包括但不限于大小、形状、边界的清晰度以及肿瘤内部的结构。例如有些胃癌呈现为圆形或椭圆形，而其他则呈不规则形。这种多样性要求深度学习模型能够识别并适应各种不同形态的癌组织。胃癌的大小可以从微小的早期肿瘤到占据胃部大面积的晚期肿瘤不等。模型需要能够准确地识别不同大小的癌组织，特别是在早期阶段，肿瘤非常小，难以检测。除了大小的差异，胃癌的形状也从规则的圆形或椭圆形变化到非常不规则的形态。不规则的形状增加了分割和识别的难度，因为模型必须能够处理这些复杂的几何特征。胃癌组织的纹理非常复杂，包括不同的密度、回声特征或颜色变化。纹理的这些微妙变化对于区分癌组织和非癌组织至关重要，但同时也给自动识别带来了挑战。在肿瘤与正常组织的交界处，会出现形态上的渐变，使得明确的分割变得困难。这要求模型不仅要识别出癌组织本身，还要理解其与周围组织的相互关系。利用先进的特征提取技术，如深度卷积网络，来捕捉肿瘤在大小、形状和纹理上的细微差别。通过数据增强技术来模拟各种的肿瘤形态变化，以此来增加模型的泛化能力。采用多任务学习策略，同时训练模型进行肿瘤检测、分类和分割，以更全面地理解胃癌的复杂性。结合放射科医生和病理医生的专业知识来指导模型的训练，确保模型可以学习到临床上重要的特征。持续迭代和优化模型，以适应不断变化的医学影像技术和肿瘤形态的新特征。

4. 模型的泛化能力

医学图像数据集之间存在显著差异，这些差异来自图像获取的设备、技术、分辨率，或者是患者群体的差异（如年龄、性别、疾病阶段等）。这些差异导致模型在特定数据集上表现良好，但在另一个数据集或实际临床环境中表现不佳。在训练过程中，模型会过度拟合到训练数据的特定特征上，而忽略了更普遍的、能够泛化到新数据的特征。这会导致模型在训练数据上表现出色，但在新数据上表现不足。在训练数据集中，某些类型的图像比其他类型更为常见。这种不均衡导致模型在常见类型上表现良好，但在罕见类型上表现不足。临床环境中的数据与训练时使用的数据集有所不同，包括患者的生理差异、设备设置的差异等，这些都影响模型的泛化能力。确保训练数据具有足够的多样性，涵盖不同设备、不同患者群体和不同疾病阶段的图像，以提高模型对新数据的适应能力。使用交叉验证技术来评估模型在不同数据集上的表现，以确保其稳健性和泛化能力。应用正则化技术（如 Dropout、L1/L2 正则化等）来防止模型过度拟合。使用迁移学习方法，即在一个大型且多样化的数据集上预训练模型，然后在特定的数据集上进行微调。通过集成多个模型的预测来提高泛化能力，因为不同的模型在不同类型的数据上表现出不同的优势。采用持续学习的策略，使模型能够随着时间和数据的累积不断更新和适应新的环境。

5. 计算资源的限制

深度学习模型，尤其是用于图像处理的卷积神经网络（CNN），通常需要高性能的 GPU 或其他专业处理器来加速计算。这些硬件资源昂贵，不是所有研究机构或医院都能负担得起。医学图像数据集通常非常大，包含成千上万的高分辨率图像。处理这些数据需要大量的存储和计算能力，这超出一些机构的计算资源。在资源有限的情况下，深度学习模型的训练时间非常长，这影响到研究或临床应用的效率。由于计算资源的限制，研究人员无法尝试更复杂或更先进的模型架构，这限制了模型性能的最大化。

6. 应对策略

设计更高效的神经网络架构，减少参数数量和计算量，同时保持或提高模型的性能。例如使用轻量级的卷积网络、深度可分离卷积等。使用在大型数据集上预训练的模型，并在特定的医学图像数据集上进行微调。这样可以减少从头开始训练模型所需的资源和时间。利用云计算资源或进行分布式训练，将计算任务分布在多个服务器或 GPU 上，以提高训练效率。在保留关键信息的前提下，通过降维技术减小数据集的大小，从而减少计算需求。采用增量学习或迁移学习方法，这样模型只需要在较小的数据集上进行调整，从而减少计算资源的需求。与拥有更强计算资源的机构合作，共享资源和专业知识。

二、技术限制和数据质量问题

（一）当前图像分割任务面临的技术限制

在图像分割任务中，尤其是涉及医学图像的场景如胃癌组织分割，存在一些技术限制。

1. 算法复杂性

算法复杂性是当前图像分割任务中的一个重要挑战，尤其是涉及深度学习模型的复杂算法。这种复杂性涉及模型的设计、训练和优化等多个方面，同时对计算资源的需求也相对较高，给在一些资源受限的环境中应用这些复杂算法带来了限制。复杂的图像分割算法，特别是深度学习模型，需要精心设计的网络架构和合适的超参数设置。在模型设计阶段，需要考虑到任务的特殊性以及数据集的特征，这增加了算法设计的难度。训练复杂的深度学习模型通常需要大量的标注数据和长时间的训练过程。模型的复杂性导致更长的收敛时间，而在训练过程中出现梯度消失、梯度爆炸等问题，需要采取一系列技巧和方法来稳定训练过程。复杂算法对计算资源的需求相对较高，尤其是在深度学习中，需要进行大量的矩阵运算和参数优化。这使得在资源受限的环境中，如移动设备或边缘计算设备上应用这些算法变得困难，因为这些设备通常具有有限的计算能力。复杂的深度学习模型通常具有较强的黑盒性，难以解释模型内部的决策过程。在一些对于模型解释性要求较高的应用场景中，这成为一个问题，特别是在医学图像领域，对于诊断决策的可解释性往往是至关重要的。复杂模型有较大的过拟合风险，特别是在训练数据较少的情况下。过拟合导致模型在新的数据上表现不佳，影响模型的泛化性能。

2. 模型泛化能力

模型泛化能力是指模型在面对新的、未见过的数据时能够产生良好性能的能力。在图像分割任务中，特别是涉及医学图像的场景，模型泛化能力面临一系列挑战。不同数据集之间存在不同的分布，包括不同设备、不同扫描协议、不同病例类型等引入的差异。如果模型在训练时只接触到了特定的数据分布，当面对新的数据分布时，无法正确泛化。在某些图像分割任务中，不同类别的样本数量存在不平衡。模型在训练时更偏向于学习数量较多的类别，导致对于数量较少的类别的泛化能力较差。训练数据中包含噪声或不完全准确的标签，模型过度拟合这些噪声，从而影响在新数据上的泛化能力。当模型在一个领域（例如特定医疗中心的数据）上训练，而在另一个领域（不同医疗中心的数据）上进行应用时，会面临领域间的差异。这种情况下，模型需要具备领域自适应的能力。解决模型泛化能力的挑战包括采用更加鲁棒的训练策略，使用数据增强技术，引入领域自适应方法，以及在模型评估阶段进行交叉验证等手段。此外，采用迁移学习的方法，通过在大规模数据上进行预训练，可以提高模型对于新数据集的泛化能力。持续改进算法和训练流程，使模型更好地适应不同的数据分布，是提高图像分割模型泛化能力的关键方向。

3. 实时处理能力

实时处理能力对于医学图像分割在临床实践中的应用至关重要。先进的图像分割技术，特别是基于深度学习的方法，通常需要大量的计算资源。这使得实时处理在计算性能较低的硬件环境下变得困难，例如在便携式设备或医疗设备上。复杂的深度学习模型在设计上不够轻量化，导致需要更多的计算时间，选择合适的模型架构以及进行模型的优化是提高实时处理能力的关键。在实时场景中，数据流是不断变化的，需要快速适应。某些图像分割算法难以在不断变化的数据流中实现实时处理。在一些设备上如便携式医疗设备或边缘计算设备，硬件资源有限。这限制了模型复杂性和计算能力，对实时处理提出了挑战。为提高图像分割技术的实时处理能力，设计轻量级的模型结构，减少计算和内存需求，以适应资源有限的环境。针对特定硬件进行优化，充分利用硬件加速器和并行计算能力，提高处理效率。实现增量学习，通过逐步更新模型以适应新的数据流，减少整体计算负担。与硬件设计领域协同工作，推动在医疗设备中集成更适用于实时图像处理的硬件。利用异构计算架构，将计算任务分配到不同的处理单元，提高并行计算效率。通过综合考虑算法设计、硬件性能和实际应用需求，可以更好地解决实时处理能力的问题，使医学图像分割技术更适用于临床实践中的实时应用。

4. 三维图像处理

三维图像处理是医学图像领域的一个重要挑战，尤其是在涉及到 CT（计算机断层扫描）和 MRI（磁共振成像）等医学图像的情境下。相较于二维图像，三维图像的处理涉及更多的信息和更复杂的算法。三维图像包含了额外的深度信息，这意味着在处理时需要考虑更多的数据维度。传统的二维图像处理技术通常无法直接应用于三维数据，需要设计新的算法和技术。由于三维图像涉及更多的体素（体积像素），处理这些数据需要更大的计算资源。高分辨率的三维图像导致巨大的数据量，因此需要更多的内存和处理能力。三维图像处理需要更复杂的算法来捕捉沿深度方向的信息。传统的二维图像处理算法通常不考虑深度维度，因此需要新的算法来有效地处理三维数据。在医学领域，医生需要对三维图像进行交互式的操作，例如旋转、缩放和切片。这要求不仅要高效地处理三维数据，还要提供良好的用户交互和可视化体验。由于不同设备和扫描协议导致三维医学图像的变化，数据标准化和一致性成为一个挑战。确保算法在不同来源的三维数据上表现稳健是一个重要的考虑因素。研究者和工程师们正在开发新的三维图像处理技术。这包括针对三维数据的深度学习模型、高效的体素级处理算法、并行计算技术，以及提高交互性和可视化的方法，随着计算硬件和算法的不断进步，对三维医学图像的处理能力将逐渐提高，为更准确和全面的医学图像分析提供支持。

5. 标准化问题

标准化问题在医学图像处理领域是一个显著的挑战，它涉及来自不同机构、设备和扫描协议的医学图像数据的异质性。这种异质性给图像处理带来了额外的困难和复杂性。不同制造商生产的医学成像设备具有不同的性能规格、图像分辨率和传感器特性。这导致同一类型的图像在不同设备上存在差异，如亮度、对比度等。即使是相同类型的设备，不同机构和医疗中心也采用不同的扫描协议。这包括扫描参数的选择，如扫描速度、切片厚度、扫描间隔等，这些差异会影响图像的质量和解剖结构的可见性。不同机构和设备使用不同的图像后处理技术，如平滑、滤波或增强。这导致同一类型的图像在处理后呈现不同的特征，增加了处理和分析的复杂性。医学图像可以以不同的数据格式存储，包括 DICOM（数字成像和通信医疗图像）和其他专有格式。这种差异需要在处理和分析时进行适当的数据格式转换。

解决标准化问题的方法包括：

在进行更复杂的图像处理之前，可以进行预处理步骤，如直方图均衡化、亮度和对比度调整，以尽量减少不同图像来源的差异。

使用标定技术和校正算法，纠正由设备和协议差异引起的图像畸变。这可以包括使用标准参考物体进行标定，或使用校正算法进行图像重建。

在图像处理之前，对数据进行标准化和归一化，以确保不同来源的图像具有相似的统计特性。这可以帮助提高模型的泛化性能。

不同机构可以共同制定标准的扫描协议和图像处理流程，以降低异质性。这需要跨学科的合作，以建立广泛接受的标准。

利用迁移学习技术，从一个来源的数据中学到的知识迁移到其他来源的数据上，以提高模型在异构数据上的性能。

（二）解决数据质量（包括分辨率和对比度）如何影响分割准确性

数据质量，特别是图像的分辨率和对比度，对于图像分割的准确性有着直接的影响。

1. 分辨率

高分辨率的图像提供了更多的细节，有助于模型更准确地识别和分割目标区域。低分辨率的图像导致细节丢失，使得模型难以区分相邻的结构，特别是在边缘区域。

2. 对比度

高对比度的图像能够更清楚地区分不同的结构，尤其是在肿瘤和正常组织之间。低对比度导致模糊的边界和不清晰的结构，降低分割的准确性。在进行分割之前，通过图像增强技术改善图像的分辨率和对比度。例如使用插值方法提高分辨率，使用直方图均衡化增强对比度。

3. 高级分割算法

使用能够适应不同数据质量的高级分割算法，例如基于深度学习的方法，它们可以通过学习从不完美的数据中提取有用的信息。

4. 数据标准化

在处理来自不同来源的图像时，实施数据标准化流程，以降低由设备差异造成的影响。

5. 数据增强

在训练模型时，使用数据增强技术（如随机旋转、缩放、对比度调整等）

来模拟不同质量的图像，增加模型对数据变化的鲁棒性。

三、克服细分挑战的策略

（一）有助于克服细分挑战的潜在战略和技术进步

深度学习和机器学习算法的创新，开发和采用更先进的深度学习架构（如卷积神经网络的新变体）和机器学习算法，以提高对复杂医学图像特征的识别和分析能力。

1. 多模态融合

多模态融合是一种利用不同医学成像技术的信息来增强图像分割性能的策略。通过整合来自不同模态的数据，如 CT、MRI 和 PET 等，可以获得更全面、丰富的图像信息，从而提高分割任务的精确性和可靠性。不同的医学成像技术提供了不同层次和类型的信息。CT 提供了关于组织密度和形态的信息，MRI 提供了对软组织的高对比度图像，而 PET 则提供了有关代谢和功能的信息。通过将这些多层次的信息融合在一起，可以更全面地理解和分析组织结构。不同模态的图像在对比度和边缘信息上有所不同。融合多模态数据可以在一张图像中同时呈现不同对比度和清晰度的信息，有助于更准确地定位和分割器官或病变区域。单一模态的医学图像受到噪声、伪影或局部不足的影响。多模态融合可以提高算法对这些干扰的鲁棒性，从而在不同情况下更可靠地执行图像分割。利用深度学习模型，可以将多模态数据输入网络中，以学习融合后的深度特征。这样的深度特征融合可以更好地捕捉图像中的关键信息，从而提高分割的准确性。在医学图像分析中，特别是在疾病诊断和定位方面，融合不同模态的信息可以提供更准确的诊断依据，帮助医生更精准地定位和理解患者的病变情况。不同的医学任务需要不同的信息。通过融合多模态数据，可以根据具体的临床需求选择合适的信息，以提高算法在不同场景下的适应性。

2. 半监督和无监督学习

半监督学习：利用少量标注数据和大量未标注数据，半监督学习可以通过在训练过程中融合有标签和无标签的数据来提高模型的泛化性能。半监督学习方法可以通过自我训练（Self-Training）、协同训练（Co-Training）等策略，从未标注数据中生成伪标签，进而增加训练样本的数量。在医学图像分割中，通过将未标注的图像与有标签的图像结合，模型可以更全面地学习到数据的分布特征，从而提高对新样本的适应性。

无监督学习：无监督学习方法利用没有标签的数据进行训练，这对于医学图像分割任务中缺乏大规模标注数据的情况尤为重要。通过无监督聚类技术，模型可以自动发现数据中的潜在结构和模式，有助于更好地理解图像中的信息。生成对抗网络（GANs）等无监督学习方法可以用于生成合成数据，扩展训练集，从而提高模型的鲁棒性。自动标注和数据增强技术，利用半监督学习方法，可以开发自动标注工具，通过模型自动生成标签，减轻医务人员手动标注的负担，提高标注效率。采用数据增强技术，通过对已标注数据进行变换生成新的样本，同时利用未标注数据进行学习，有助于提高模型的鲁棒性和泛化性。无监督学习中的深度生成模型，如变分自编码器（VAE）和生成对抗网络（GAN），可以用于学习数据分布，生成潜在特征，以提高模型在医学图像上的性能。

这些半监督和无监督学习方法为医学图像分割领域提供了创新的解决方案，充分利用了有限的标注数据和大量未标注数据，以提高模型性能、鲁棒性和泛化能力。在实际应用中，选择合适的学习方法取决于具体的数据情况和任务需求。

3. 自动标注和数据增强技术

利用深度学习模型和计算机视觉技术，开发自动标注工具，能够自动识别图像中的结构和区域，生成准确的标签。自动标注工具能够加速医学图像标注的过程，减轻医务人员手动标注的负担，提高标注的效率和准确性。通过自动标注，可以更快速地建立大规模的标注数据集，为模型训练提供足够的样本，特别是在数据稀缺的情况下。数据增强技术通过对已有的有标签数据进行变换，生成新的样本，从而增加训练数据的多样性。在医学图像分割中，数据增强可以包括旋转、翻转、缩放、变形等操作，模拟不同角度和尺度的观察情况，提高模型对各种情况的适应性。数据增强还有助于缓解过拟合问题，提高模型的泛化能力，使其更好地处理未见过的数据。将自动标注工具与数据增强技术结合使用，可以实现更加全面和高效的训练数据生成。自动标注生成的标签可以用于有标签数据的数据增强，进一步增加数据的多样性，提高模型的鲁棒性。这种综合应用可以在一定程度上弥补数据不足、缺乏多样性的问题，为模型提供更具代表性的训练样本。通过自动标注和数据增强技术的有机结合，医学图像分割模型可以更充分地利用有限的有标签数据，提高模型的学习效果，使其更适应不同场景和病例的分割任务。这些技术的应用为医学图像分割领域的进步和创新提供了有效的手段。

4. 迁移学习和领域适应

迁移学习通过在一个任务上学到的知识来改善在另一个相关任务上的性能。在医学图像分割中，使用在大规模自然图像数据集上预训练的模型，如 ImageNet 上的模型，作为初始模型。利用迁移学习，模型可以学习到通用的特征表示，如边缘、纹理等，这些特征对于医学图像分割同样具有重要意义。医学图像数据集通常具有独特的特征和分布，与自然图像数据集有较大差异。因此，需要通过领域适应技术对模型进行调整，以适应医学图像的特殊要求。领域适应方法可以通过在医学图像数据上进行微调，调整模型的权重，使其更好地适应目标领域的分布，提高模型的性能。将迁移学习和领域适应结合起来，可以更好地利用在大型自然图像数据集上学到的通用特征，并通过领域适应进一步调整模型以适应医学图像。这种综合应用的方法使得模型在处理医学图像时更具针对性，提高了模型对医学图像特征的理解和表达能力。在医学图像分割中，标注数据相对稀缺，迁移学习和领域适应可以通过在大型数据集上学到的知识，减轻对大量标注数据的需求，从而更好地解决标签稀缺性问题。开发能够快速处理大量数据的算法和技术，以满足临床环境中对实时分析的需求。提高模型的解释性，并开发可视化工具，以便医生和研究人员可以更好地理解和验证模型的分割结果。

（二）人工智能算法和成像技术的改进如何有助于更好的分割

1. 改进的成像技术

先进的高分辨率成像设备可以提供更细致的图像，捕捉组织结构的微小细节。在医学图像中，特别是在胃癌分割任务中，高分辨率的成像可以更清晰地显示组织的结构和异常区域。对于深度学习模型而言，高分辨率的图像提供了更多的细节和上下文信息，有助于模型更准确地定位和分割不同的结构，提高分割的精确性。高对比度的成像技术能够突显图像中的细微差别，使得结构和病变更加清晰可见。这对于医学图像中的异常检测和分割非常关键。对比度的提高有助于模型更好地区分组织边界，从而提高分割的准确性。深度学习模型可以更精确地学习和利用这些对比度信息，使得分割结果更为可靠。先进的图像后处理算法对于纠正图像中的噪声、伪影和亮度不均匀等问题至关重要。这些算法可以增强图像的可读性，提高图像质量，有助于更准确地识别异常。在深度学习模型中，改进的图像后处理算法可以作为预处理步骤，为模型提供更干净、更一致的输入，提高模型对图像特征的提取和分割效果。结合多种成像技术，如 CT、MRI 和 PET，可以提供更全面的信息，包括结构、代谢和功能等方面。这种多模态成像的融合有助于提高分割的准确性和综合性。对于深度学习模型而言，多模态信息的融合使得模型能够更全面地理解图像，学习不同模态之间的关联，提高模型对多层次特征的提取和分割效果。

2. 先进的图像处理算法

通过调整图像的亮度、对比度、色彩等方面来改善图像质量。这对于医学图像分割任务尤为重要，因为图像的质量直接影响了模型对细节的识别和分割效果。图像增强，模型可以更清晰地分辨组织结构，减轻图像中的噪声，并提高模型对异常区域的敏感性。医学图像常常受到噪声的影响，而先进的去噪算法可以有效地减少图像中的干扰，使得模型更容易捕捉到真实的结构和特征。通过去噪，图像的信噪比得到改善，有助于模型更准确地定位边界和分割目标区域，提高模型对细小结构的感知能力。良好的对比度对于模型的性能至关重要，特别是在医学图像中需要准确分割不同组织或病变。先进的对比度调整算法能够突显图像中的细微差异，使得模型更容易区分不同区域。对比度的提高有助于模型更准确地捕捉图像中的细节，提高分割的精确性。综合应用多种图像处理算法，如增强、去噪和对比度调整，可以形成一个综合的图像预处理流程。这样的流程可以在提高图像质量的同时，保留图像中的有用信息，为深度学习模型提供更具区分性的输入，提高模型对复杂结构和异常区域的识别和分割能力。

3. 自适应算法

开发能够自适应不同数据特征的算法，使其能够在不同条件和设备产生的图像上都表现良好。医学图像数据来自不同的机构、设备或扫描协议，导致数据特征的差异。自适应算法能够理解并适应这些数据特征的变化，确保模型在不同来源的数据上都能够有效地进行分割。通过动态地调整模型参数或网络结构，自适应算法能够灵活地适应不同数据特征，提高模型的泛化能力。在临床实践中，图像的获取环境受到光照、角度、扫描角度等因素的影响。自适应算法能够调整模型对这些环境条件的敏感性，确保在各种情况下都能稳健地执行分割任务。通过引入自适应机制，模型可以在不同环境条件下动态调整权重或特征提取策略，提高模型对变化的适应性。医学图像来自不同类型的设备，其性能和参数设置存在差异。自适应算法能够识别并应对这些设备差异，使得模型在不同设备上都能够良好地工作。通过引入设备感知的自适应策略，模型可以根据输入数据的来源进行实时调整，以适应不同设备产生的图像。自适应算法可以采用动态参数调整的策略，根据当前输入数据的特征进行参数的自动调整。这种灵活性使得模型能够在不同条件下更好地适应数据分布的变化。通过动态参数调整，模型可以实时地对输入图像进行个性化处理，提高对特定数据集的适应性。

4. 集成学习和模型融合

集成学习和模型融合是一种有效的策略，通过结合多个模型或算法的输出，可以显著提高医学图像分割的准确性和鲁棒性。采用不同结构或参数设置的多个深度学习模型，如卷积神经网络（CNN）的不同变体，通过投票、平均或加权等方式集成它们的输出。这样可以综合不同模型的优势，提高整体性能。多模型集成有助于克服单一模型在特定数据集或场景下性能不佳的问题，提高对不同图像特征的适应性。在训练过程中采用数据增强技术，生成多样性的训练样本，然后利用集成学习将多个在不同数据增强条件下训练的模型进行融合。这可以提高模型对不同数据变体的鲁棒性。数据增强和模型融合相结合，可以使模型更好地适应多样性和复杂性，减少模型对特定数据分布的依赖性。采用投票、平均、堆叠等不同的模型融合策略。投票策略基于多个模型的多数决定，平均策略使用多个模型的平均输出，而堆叠策略则将多个模型的输出作为新特征输入一个上层模型中。不同的模型融合策略适用于不同的情景，选择合适的策略可以最大限度地提高整体性能。结合深度学习模型和传统的图像分割算法，如基于区域的方法或边缘检测算法。通过集成不同类型的算法，可以充分利用它们在不同方面的优势，提高整体的分割性能，有助于在医学图像中更全面地捕捉各种结构和特征。

5. 人工智能与专家知识的结合

将人工智能算法与医生的专业知识结合起来是一种有前景的方法，可以在医学图像分割中取得更好的结果，提高准确性和临床相关性。利用医生的专业知识指导深度学习模型的训练过程。通过在训练数据中引入专家标注或知识，可以使模型更好地理解临床上的关键结构和特征。专家知识的引导可以加强模型对医学图像中复杂结构的认知，提高分割的精确性和可靠性。着重发展具有高解释性的人工智能模型，使医生能够理解模型的决策过程。这有助于建立医生对模型结果的信任，促使更广泛的应用。解释性模型可以帮助医生理解模型在图像分割中的依据，同时从专业知识的角度提供有关模型决策的解释。将患者的临床信息融合到图像分割中，结合专家医生的知识。患者的病史、临床症状等信息可以作为模型输入的一部分，以提高分割结果的临床相关性。集成临床信息有助于模型更全面地理解患者的状况，使分割结果更具实际意义。构建远程专家系统，通过互联网或云服务连接专业医生，使其能够实时审查和修正模型的输出，这种远程协作可以提高分割结果的准确性，特别是在临床资源不足的地区，通过远程专家系统提供反馈，指导模型进行更准确的分割，实现真正的智能辅助诊断。根据不同医生的专业领域和偏好，订制化模型的设计。这样的个性化模型可以更好地满足医生在特定领域的需求，提高模型在特定任务上的效果，通过与医生的密切合作，可以调整模型的结构和参数，以更好地适应不同医学图像分割场景。

第三节　胃癌组织切片的分割实验

一、分割实验方法

（一）用于分割胃癌组织切片的实验设置和方法

1. 数据收集

收集来自不同医疗机构和设备的胃癌组织切片图像，以保证数据的多样性和代表性。包括不同染色方法和扫描条件下的图像，以便模型能够适应各种实际情况。

2. 数据预处理

根据需要裁剪图像以去除无关区域，并统一图像大小以满足模型输入要求。

通过算法提高图像中细胞结构的可见度，使得癌细胞和正常细胞之间的区别更加明显。

3. 选择分割算法

探索不同的深度学习架构，例如 U–Net、V–Net 或基于注意力机制的网络，以找到最适合的模型。在某些情况下，结合传统方法（如阈值分割）和深度学习方法，以获得最佳的分割效果。

4. 模型训练

通过旋转、翻转、缩放等手段增强训练数据，提高模型对各种变换的鲁棒性。先在一般图像数据集上预训练模型，然后在特定的胃癌组织切片数据集上进行微调。

5. 交叉验证

执行多重交叉验证，以确保评估结果的稳定性和可靠性。确保训练集和测试集的独立性，避免数据泄露。参数调优，采用网格搜索、随机搜索或贝叶斯优化方法自动寻找最佳的超参数。使用早期停止来防止过拟合，并在模型开始过度适应训练数据时停止训练。

6. 性能评估

除了常规指标外，也考虑特定于医学图像分析的评估指标，如敏感性、特异性和诊断准确率。对模型预测错误的案例进行详细分析，以了解模型的弱点并进一步改进。

7. 可视化和解释

使用热图或其他可视化技术展示分割结果，使其易于理解和评估。采用模型解释技术，如梯度加权类激活映射（Grad–CAM）来解释模型的决策过程。

（二）为准确且可复制的实验而实施的参数和控制

1. 参数管理

固定超参数，实验中所有关键的超参数（如学习率、批大小、网络层数）应在开始之前设定并固定，以保证实验的一致性。

2. 模型初始化

确保每次实验模型的初始化相同，或者记录随机初始化的种子，以便复现实验结果。

3. 数据划分的一致性

在所有实验中使用相同的方式划分训练集、验证集和测试集，确保每次实验的数据都是一致的。

4. 标准化输入数据

对所有输入数据进行标准化处理（如归一化像素值），以消除不同图像之间的差异。

5. 实验控制

详细记录实验过程，记录实验的每一个步骤和参数设置，包括数据预处理、模型配置、训练过程和评估方法。

6. 实验复现性

确保实验的所有环节，包括数据预处理、模型训练和评估，都可以被其他研究者独立复现。

7. 使用版本控制

使用版本控制系统（如 Git）来管理实验代码，确保实验的每一个变更都有记录。

8. 多次运行实验

为了降低随机因素的影响，多次运行相同的实验并记录平均结果。性能评估和验证，采用多种评估指标，使用多个性能指标（如准确率、召回率、F1 分数、IoU）来全面评估模型性能。

9. 结果的统计分析

对实验结果进行统计分析，如计算平均值、标准差等，以评估模型性能的稳定性。

10. 误差分析

对模型预测错误的案例进行分析，理解模型性能的局限。

11. 公开数据集和代码

分享实验使用的数据集和代码，以促进科学的开放性和透明度。详细的实验报告，撰写详细的实验报告，包括方法、结果和结论，以便他人理解和复现实验。

二、各种深度学习模型的性能指标和结果

（一）用特定指标分析实验中使用的不同深度学习模型的性能

1. 准确率（Accuracy）

准确率是一个重要的指标，可以评估模型在整体图像上的分类准确性。然而，在医学图像分割任务中，除了全局准确率外，还需要考虑局部准确率，特别是对于癌症区域的准确性。全局准确率是指模型在整个图像上正确分类的像素数量与总像素数量的比率。这个指标可以评估模型在整体上的分类准确性，但对于医学图像分割来说并不足够，因为它忽略了不同区域的重要性差异。与全局准确率相比局部准确率更加重视对特定区域的准确性。在医学图像分割任务中，特别关注癌症区域的准确性是至关重要的。因此可以计算模型在癌症区域和非癌症区域的局部准确率，以更好地评估模型在不同区域的性能。在医学图像中，癌症区域和非癌症区域往往呈现出不平衡的情况，即癌症区域的像素数量可能远远少于非癌症区域。在计算准确率时，需要考虑这种类别不平衡对结果的影响。通常可以使用加权准确率来处理这种情况，使得不同类别的影响权重相对平衡。

2. 召回率（Recall）

召回率（Recall）是在医学图像分析中另一个重要的性能指标，尤其是在考虑模型对癌症区域的检测情况时。漏检率是召回率的补充，特别关注模型漏检癌症区域的情况，因为在医学诊断中漏检往往比误检更严重。漏检率是指模型未能正确检测到真实癌症区域的比率。在医学图像分割中，漏检率的降低非常关键，因为漏检会导致错过重要的病灶，影响患者的诊断和治疗。因此需要关注模型的漏检率，并努力降低其值，以提高模型的检测能力。按类别分析，除了整体的召回率外，还可以对不同类型或级别的癌症进行召回率的分析。例如对于不同亚型或分期的胃癌，可以分别计算模型在每个类别上的召回率，以了解模型在不同情况下的表现。这有助于发现模型在特定类型或级别的癌症上的弱点，并有针对性地改进模型性能。综合考虑，召回率通常与准确率一起使用，以全面评估模型的性能。高召回率和高准确率都是理想的，因为它们表示模型能够在不错过癌症区域的同时，尽量减少误检。然而在召回率和准确率之间可能存在折衷，需要根据

具体任务的需求来平衡。

3. 精确度（Precision）

精确度（Precision）是医学图像分析中另一个重要的性能指标，它评估了模型在将图像中检测到的癌症区域与实际癌症区域的匹配程度。在考虑精确度时，有两个关键方面需要考虑：误诊率和细节分辨力。误诊率是指模型将非癌症区域误判为癌症的比率。在临床应用中，误诊率是一个重要的考量因素，因为误诊可能导致不必要的进一步检查或治疗，增加患者的负担和医疗成本。因此需要关注模型的误诊率，并努力降低其值，以提高模型的精确度和可靠性。细节分辨力，精确度对于模型在细节上区分癌变和非癌变组织的能力尤其重要。医学图像中的癌症区域可能非常微小且细微，需要模型具有很高的分辨率和细节分辨力才能准确地检测和分类这些区域。因此，评估模型的精确度时，需要考虑其在区分癌变和非癌变组织方面的能力，特别是对于小尺寸和细微的病灶。

4. F1 分数

F1 分数是一个综合考量准确率和召回率的指标，对于需要平衡漏检和误检的场景尤为重要。在医学图像分析中，F1 分数能够帮助评估模型在同时考虑漏检和误检的情况下的性能表现。此外，分析在不同决策阈值下的性能也是评估模型的关键步骤，以找到最优平衡点。F1 分数综合考虑了模型的准确率和召回率，因此对于需要平衡漏检和误检的场景尤为重要。在医学图像分析中，漏检可能导致错过重要的病灶，而误检可能导致不必要的进一步检查或治疗。因此，F1 分数能够帮助评估模型在这两个方面的表现，并找到一个合适的平衡点，以最大程度地减少漏检和误检的风险。在实际应用中，模型的决策阈值可能会影响其在漏检和误检之间的平衡。通过分析在不同决策阈值下模型的 F1 分数，可以找到最优平衡点，即使调整阈值，也可以使模型在漏检和误检之间达到最佳的权衡。这有助于优化模型的性能，使其更适合于特定的临床应用场景。在评估医学图像分析模型时，除了关注 F1 分数外，还需要综合考虑其他性能指标，如准确率、召回率和精确度等。这些指标的综合分析可以更全面地评估模型的性能，并为选择合适的模型提供更可靠的参考。通过平衡漏检和误检，找到最优决策阈值，可以使模型在临床应用中更加可靠和有效，为患者的诊断和治疗提供更好的支持。

5. 交并比（IoU）

交并比（IoU）是一种常用的区域重叠度量，尤其在医学图像分割中，特别是对于肿瘤区域的精确分割，IoU是一个直观而有效的性能度量标准。除了常规的模型性能评估指标外，IoU可以提供更深入的理解，帮助评估模型在精确分割任务中的表现，并在临床实践中提供更可靠的诊断结果。区域重叠度量，IoU衡量了模型预测的区域与实际标注区域之间的重叠程度。它通过计算两个区域的交集与并集之间的比率来评估模型的准确性。在医学图像中尤其是肿瘤区域的分割任务中，IoU可以直观地反映模型的分割效果，帮助医生理解模型的性能和结果的可信度。分割边界的准确性除了区域的整体重叠度量外，IoU还可以用于评估模型在分割边界方面的准确性。在医学图像分割中，尤其是在肿瘤区域的边界清晰性方面，IoU可以帮助评估模型的精确程度。较高的IoU值表示模型成功地捕获了肿瘤边界的细微结构和细节，提高了诊断的准确性和可信度。通过细致分析IoU，可以更全面地评估模型在肿瘤区域分割任务中的性能。在临床应用中，医生可以根据IoU值来评估模型的可靠性，并结合其他指标（如准确率、召回率等）来做出最终的诊断决策。同时，IoU还可以作为模型训练和优化的重要指标，帮助改进模型在精确分割任务中的表现，提高诊断的准确性和可靠性。

（二）不同深度学习模型在分割胃癌组织方面的结果和有效性

U-Net网络模型：U-Net是一种常用于医学图像分割的深度学习模型。它通过编码器-解码器结构，能够有效地捕获并融合多尺度的上下文信息，从而实现精准的像素级分割。在胃癌组织分割任务中，U-Net模型表现出了很高的性能，能够准确地识别出胃癌组织的边界和形状。此外通过对U-Net进行改进和优化，如增加卷积层、引入注意力机制等，可以进一步提升模型的分割精度和效率。

V-Net，适用于三维图像处理，对于体积型肿瘤的识别和分割特别有效。其计算成本相对较高。

ResNet模型：ResNet（残差网络）是一种深度卷积神经网络，通过引入残差学习模块来解决深度神经网络训练中的梯度消失和模型退化问题。在胃癌组织分割中，ResNet可以作为特征提取器，与其他的分割算法相结合，提高分割的准确性。例如将ResNet与条件随机场（CRF）或马尔可夫随机场（MRF）等后处理方法相结合，以进一步优化分割结果。

深度卷积神经网络（DCNNs）具有强大的特征提取能力，适合复杂和多变的图像模式，但需要大量的训练数据。

三、不同分割技术的比较分析

（一）比较和对比实验中使用的各种分割技术

在胃癌组织分割的实验中，通常会涉及多种分割技术，包括传统的图像处理方法和基于深度学习的方法。

阈值分割，这是最基本的图像分割技术，通过设定一个阈值将图像分割成不同的区域。阈值分割技术操作简单，容易理解和实现，对于初学者来说非常友好。这种方法计算简单，处理速度快，适用于需要快速处理的应用。可以根据图像的统计特性自动选择合适的阈值，适合批量处理大量图像。阈值分割对噪声非常敏感，噪声会导致误判。对于对比度较低或质量较差的图像，阈值分割难以区分不同的区域。单一固定阈值在处理不均匀光照或有色差的图像时效果不佳。无法处理图像中的复杂场景，如重叠或大小变化显著的对象。在背景和前景对比度明显，且图像质量较高的情况下，阈值分割效果较好。在使用阈值分割之前，通常需要进行图像预处理，如滤波去噪、对比度增强等，以提高分割的准确性。使用自适应阈值技术，根据图像的局部特性动态调整阈值，以适应图像的不同区域。使用多个阈值来处理更复杂的图像场景，例如 Otsu 方法可以自动确定最佳阈值。将阈值分割与其他图像处理技术结合，如边缘检测、区域生长等，以提高分割的准确性和鲁棒性。

区域生长，是一种基于相似性准则的图像分割方法，它从选定的种子点出发，逐步将相邻的像素加入到生长区域中，直到满足特定的停止条件。这种方法在医学图像分析中尤其适用于识别和分割具有一致性特征的区域，例如肿瘤或其他病变区域。区域生长非常适合捕捉细节，特别是当肿瘤或病变区域在纹理或强度上与周围组织有显著差异时，可以通过调整生长准则和参数来适应各种不同的图像和目标区域。对于一些具有较为均匀特征的区域，如某些类型的胃癌组织，区域生长方法可以有效地分离出感兴趣的区域。噪声和图像质量问题会导致生长过程中错误地合并或排除像素，影响分割结果的准确性。区域生长的效果在很大程度上依赖于种子点的选择，不恰当的种子点导致不准确的分割。如果停止条件设置不当，导致区域生长过度（合并了不应该合并的区域）或不足（没有包括所有相关区域）。可以通过开发算法来自动选择种子点，以减少人工干预并提高分割的一致性和重复性。也可将区域生长与其他图像分割技术结合使用，例如先使用阈值分割大致确定目标区域，然后用区域生长细化边界。还可以对区域生长的结果进行后处理，如形态学操作（腐蚀、膨胀），以消除噪声的影响并改善分割质量。在临床应用中，区域生长可以作为一种交互式工具，让医生或技术人员参与种子点的选择和分割过程的监控。针对不同的图像类型和临床需求，调整生长准则和参数，以达到最佳的分割效果。

水平集方法是一种先进的图像分割技术，它通过迭代地演化轮廓来定位和捕获图像中的目标区域。这种方法在处理具有复杂形状和不规则边界的图像，如医学图像中的肿瘤分割方面显示出了其优越性。水平集方法能够有效处理复杂或不规则形状的目标，这在医学图像分割中尤为重要。它可以自然地处理轮廓的分裂和合并，这对于分割相互接触或重叠的对象非常有用。由于其基于轮廓的方法，水平集通常能够提供较高精度的分割结果，尤其是在边界区域。水平集方法通常需要较大的计算资源，尤其是在处理大尺寸或高分辨率的图像时。该方法涉及多个参数，如轮廓初始化、演化步长等，这些参数的调整对于获得良好的分割结果至关重要，但也增加了使用的复杂性。水平集方法的结果对初始轮廓的选择相对敏感，不当的初始化导致分割结果不理想。可研发算法自动选择最优参数，减少人工干预和调整的需要。并将水平集方法与其他图像分割技术（如深度学习）结合使用，以提高效率和减轻计算负担。利用现代计算技术，如 GPU 加速和并行计算来提高水平集方法的计算效率。水平集方法特别适合于精确分割胃癌组织的边界，特别是在边界不规则或模糊的情况下。对于形态多样和大小不一的肿瘤，水平集方法能够适应其变化，提供准确的分割。

U-Net 是一种专为医学图像分割而设计的深度学习架构，自其引入以来，它已经成为医学图像处理领域的标准之一。U-Net 能够有效地处理医学图像中的复杂模式，尤其擅长于捕捉小目标和细节，这在肿瘤分割等应用中非常重要。U-Net 设计中的下采样和上采样结构使其能够处理不同大小的图像，且对输入图像的大小没有严格的要求。U-Net 通过其特殊的结构在捕捉图像全局信息（上下文信息）和精确定位目标区域之间取得了良好的平衡。U-Net 的训练需要大量的标注数据，这在医学图像领域是一个挑战，因为高质量的标注往往需要专家付出时间和努力。由于其深度网络结构，U-Net 在训练和推理时对计算资源的需求较高，特别是在处理大量数据时。在数据量有限的情况下，U-Net 面临过拟合的问题，即过度适应训练数据而无法泛化到新的数据。可通过使用数据增强技术（如旋转、翻转、缩放、颜色调整等）来扩大训练数据集，降低过拟合的风险。在缺乏大量标注数据的情况下，可以通过迁移学习的方法使用在其他大型数据集（如ImageNet）上预训练的模型，以提高效率和性能。可针对具体的应用场景，调整U-Net 的架构，如改变网络深度、使用不同的激活函数或优化器等，以适应特定的需求和资源限制。U-Net 在捕捉肿瘤的形状、大小和纹理方面表现出色，对于胃癌等异质性较高的病变分割尤为有效，能够适应胃癌组织在不同成像技术（如内窥镜、CT、MRI 等）中的不同表现。

V-Net 类似于 U-Net，但特别设计用于处理三维图像数据。V-Net 是在 U-Net 基础上进一步发展的深度学习模型，专门为处理三维（3D）图像数据设计。它在医学图像分析领域，特别是在处理体积型数据如 MRI 或 CT 扫描图像方面，已经证明了其高效性。V-Net 专门处理 3D 图像数据，能够有效利用体积数据中的空间信息，这在处理如胃癌 CT 或 MRI 扫描时尤其重要。V-Net 的全卷积网络结构使其能够处理不同大小的输入图像，无须调整网络结构或重采样图像。相较于 2D 图像分割模型，V-Net 能更好地捕捉和分析复杂的三维结构，这对于准确地定位和分割肿瘤至关重要。由于处理 3D 图像，V-Net 对计算资源的需求比传统的 2D 图像分割模型要高得多，特别是在处理大量或高分辨率的 3D 数据时。为了实现良好的性能，V-Net 需要大量的标注训练数据，这在医学图像领域是个挑战。与 2D 模型相比，V-Net 的训练时间通常更长，这影响其在快速迭代开发环境中的应用。对于 3D 图像，可以通过旋转、翻转、缩放等方式进行数据增强，以提高模型的泛化能力和减少过拟合。使用在大型数据集上预训练的 V-Net 模型作为起点，然后针对特定的医学应用进行微调。可利用高性能 GPU 或分布式计算资源来缩短训练时间，并处理大规模的 3D 数据集。V-Net 能够深入分析胃癌组织的三维结构，提供更全面的肿瘤分析，这对于治疗规划和病变监测至关重要。在进行肿瘤体积估计和生长监测时，V-Net 提供的三维分割结果可以提供更精确的信息。

（二）胃癌组织分割背景下每种技术的优点和缺点

准确性深度学习方法（如 U-Net 和 V-Net），由于能够学习复杂的特征表示，这些方法在识别和分割胃癌组织中的多变和微妙特征方面表现出色。尤其是在处理高度异质的肿瘤和周围组织的分界时，能够提供更精确的结果。

对细节的捕捉能力方面，传统方法（如区域生长）在处理具有一致性特征的区域时，能够很好地捕捉细节，特别是在分割小区域或微小病变时。然而，在面对复杂的肿瘤结构时，无法完全捕捉其全部特征。

计算成本和资源需求方面，深度学习方法需要显著的计算资源，包括高性能的 GPU 和大量的存储空间。此外，深度学习模型的训练和优化过程通常需要大量的标注数据和时间，如阈值分割和区域生长，在资源需求上相对较低，计算效率高，易于在资源受限的环境中部署。

鲁棒性和泛化能力方面，深度学习方法通常能够更好地适应不同的成像条件和设备变化，展示出更强的泛化能力。它们能够在不同的图像集上保持一致的性能。传统方法更受限于特定的图像质量和成像条件。对于不同设备或不同患者群体生成的图像，需要重新调整参数。

可解释性方面，传统方法由于其操作和决策过程相对简单直观，通常提供更好的可解释性。在临床应用中有助于医生理解分割结果，增强对分割算法的信任。深度学习方法由于其复杂的网络结构和抽象的特征学习机制，通常缺乏直观的可解释性。这在临床决策中是一个挑战，尤其是当需要向患者或医生解释模型的决策时。

第四节　胃癌图像分类的深度学习模型

一、分割和分类任务的集成

（一）讨论深度学习模型中分割和分类的集成，以实现更准确的胃癌图像分析

1. 协同效应

通过集成分割任务，模型可以更精确地识别和定位胃癌组织，特别是在复杂的背景或相邻结构中。这有助于更准确地聚焦于肿瘤本身，而不是周围的正常组织。一旦肿瘤区域被准确分割，模型便可以在这些特定区域上进行深入的特征分析，从而提供更细致的肿瘤特征描述。准确的分割为分类任务提供了高质量的输入数据。当分类模型专注于已经分割的肿瘤区域时，它不太受到无关背景的干扰。分类模型可以利用分割步骤中识别的目标区域特征，这些特征在原始图像中不那么明显，从而提高分类的准确性和可靠性。通过结合分割和分类，模型不仅能告诉医生"肿瘤在哪里"，还能提供"肿瘤是什么类型"。这对于诊断和后续治疗计划的制订至关重要。对于胃癌等分期性质的疾病，这种集成方法可以帮助确定肿瘤的阶段，例如区分早期肿瘤和晚期肿瘤。这种集成方法可以作为医生的辅助工具，提供全面的诊断信息，从而帮助医生做出更准确的临床决策。基于更精确的肿瘤分析，医生可以为患者制订更个性化的治疗方案。协同效应有助于降低误诊和漏诊的风险，提高诊断的整体可靠性。当医生能够看到模型是如何识别和分类肿瘤的，他们对模型的诊断结果有更多的信任。

2. 端到端模型

端到端的深度学习模型在胃癌图像分析中的应用是一个前沿的研究方向。这种模型设计以一种流畅且自动化的方式整合了图像分割和分类的步骤，从而提供一个统一的框架来处理复杂的医学图像数据。模型的第一步是自动分割胃癌图

像，精确识别出肿瘤区域。这通常通过先进的分割算法实现，如基于 U-Net 或 V-Net 的结构。在分割后，模型直接在分割出的肿瘤区域上执行分类任务，判断肿瘤的类型、性质或分期。这一步可以利用从分割步骤获得的深层特征。端到端模型简化了处理流程，消除了在传统方法中需要的多个处理步骤和手动干预。通过在整个模型中共享特征表示，可以更充分地利用数据中的信息，提高整体的性能。由于没有中间步骤，信息在传递过程中的丢失被最小化，这对于保持图像细节至关重要。端到端模型通常更加复杂，需要更多的数据和计算资源进行训练和优化。为了训练这样的模型，需要大量精确标注的数据，这在医学图像领域是一个挑战。增加的模型复杂性会降低模型的可解释性，这在临床应用中是一个考虑因素。通过端到端的集成方法，可以提高对胃癌的诊断准确性，尤其是在肿瘤类型和分期的识别上。端到端模型的输出可以为个性化的治疗计划提供重要信息，尤其是在考虑不同类型和阶段的肿瘤时。

3. 特征共享

特征共享是集成深度学习模型中的一个重要概念，特别是在处理复杂的医学图像分析任务，如胃癌图像的分割和分类时。在这样的模型中，分割和分类任务共享同一个特征提取层，这种方法具有多方面的优势和潜在应用。在共享特征提取层的情况下，图像数据只须经过一次特征提取过程，这减少了重复计算，从而提高了整体处理效率。通过统一的特征表示，模型可以更有效地处理和解释数据，这对于紧密相关的任务（如分割和分类）尤其重要。共享特征层意味着模型不需要为每个任务单独维护一套特征提取机制，从而简化了整体模型架构。一个更简洁的模型通常更不容易过拟合，尤其是在训练数据相对有限的情况下。在共享特征层中，模型被训练以学习对分割和分类都有用的特征，这可以增强模型对新数据的泛化能力。共享特征提取层可以帮助模型从更广泛的视角理解数据，从而在处理多任务时提供更全面的信息。在胃癌图像分析中，特征共享使模型能够同时捕捉对分割和分类都重要的特征，如肿瘤的形状、大小、纹理等。通过共享特征，模型在分割肿瘤时积累的信息可以直接用于后续的分类任务，提高诊断的准确性和可靠性。

4. 多任务学习

多任务学习是深度学习领域的一个重要分支，它允许模型同时学习多个相关任务，从而提高模型的整体性能。在胃癌图像分析的背景下，多任务学习可以同时处理分割和分类任务，有助于提高模型对关键特征的敏感性。每个任务的学习可以相互强化，比如在分割任务中学到的特征可以帮助提高分类任务的准确性，反之亦然。多任务学习能够更有效地利用数据，因为同样的数据集被用于训练多个任务，这对于数据稀缺的医学图像分析尤为重要。通过在相同的数据上同时学习多个任务，可以减少对大量标注数据的需求。多任务学习可以提高模型的泛化能力，因为模型不仅仅针对单一任务进行优化，而是需要在多个任务上表现良好。模型可以从多个角度理解和解释数据，这有助于捕捉更复杂的数据模式。在胃癌图像分析中，多任务学习允许模型同时捕捉分割肿瘤所需的空间特征和分类肿瘤所需的纹理、形状等特征。通过同时进行分割和分类，模型能够提供更全面的肿瘤分析，包括肿瘤的确切位置、形状、大小以及类型或分期。多任务学习模型提供的全面分析对于制订个性化的治疗计划非常有价值，提供综合的图像分析结果可以作为医生诊断和治疗决策的重要参考。

（二）探索结合这些任务如何提高诊断能力

通过高精度的分割，模型可以精确定位肿瘤的确切位置和范围，这对于早期发现和治疗至关重要。精确的分割降低了在分类阶段将非肿瘤区域误判为肿瘤（误诊）或错过真正的肿瘤区域（漏诊）的风险。集成模型不仅分析肿瘤的位置，还考虑其大小、形状和其他重要特征，为医生提供更全面的诊断信息。全面的分析有助于制订更有效的治疗计划，例如确定放疗或手术的最佳策略。模型可以识别肿瘤的不同亚型或生物标记，这对于选择最合适的治疗方法至关重要。考虑患者特异性因素，如年龄、性别和健康状况，提供更个性化的诊断。将分割和分类结果通过图像可视化展示，增加医生对模型分析过程的理解和信任。模型的输出可以明确指出为何特定区域被识别为肿瘤，以及肿瘤的可能类型，这有助于医生理解和验证 AI 的诊断。在复杂或不明确的病例中，集成模型可以提供额外的信息，帮助医生做出更准确的决策。集成模型可以在临床环境中提供实时反馈，帮助医生在诊断和治疗过程中迅速做出决策。

二、增强分类的高级深度学习模型回顾

（一）先进的深度学习模型在增强胃癌图像分类方面的前景

1. 卷积神经网络（CNN）

CNN 作为一种强大的图像处理工具，在胃癌图像分类领域发挥着重要作用。CNN 通过其多层结构能够从基本的图像特征（如边缘和纹理）到更复杂的模式（如特定形状和结构）进行逐层学习和提取。CNN 能够自动从训练数据中学习区分胃癌和正常组织所需的特征，减少了手动特征工程的需求。通过调整 CNN 的深度（层数）和宽度（每层的神经元数量），可以优化模型以适应特定的胃癌图像数据。例如使用残差网络（ResNet）、密集连接网络（DenseNet）等更高级的 CNN 架构来提高识别的准确性和效率。胃癌图像往往具有较高的异质性，CNN 能够处理这种复杂性，有效识别不同类型和阶段的肿瘤。CNN 可以适应来自不同成像技术的图像，如内窥镜图像、CT 扫描或 MRI，提高模型的泛化能力。CNN 不仅能够区分癌症和非癌症组织，还能进一步识别肿瘤的具体类型或分期，对于个性化治疗至关重要。高度精确的特征识别能力使 CNN 在减少胃癌诊断中的误诊和漏诊方面表现出色。CNN 通常需要大量的标注数据进行有效训练，这在医学领域可能是一个挑战。尽管 CNN 在分类准确性方面表现出色，但其"黑盒"特性可能在临床应用中造成解释性问题。

2. U-Net 及其变体

U-Net 及其变体在医学图像处理领域特别受欢迎，原本设计用于图像分割，但其独特的架构也使其适用于高精度的图像分类任务。U-Net 通过下采样和上采样的结构有效地捕捉图像中的上下文信息和细节特征，这对于准确分割和分类胃癌图像至关重要。U-Net 的跳跃连接保留了在下采样过程中丢失的细节信息，这有助于在分类时更准确地识别肿瘤区域。U-Net 可以用于精确分割胃癌图像中的肿瘤区域，这为后续的分类提供了准确的目标区域。在肿瘤区域被准确分割后，U-Net 还可以进一步用于分类，如区分不同类型或分期的胃癌。引入注意力机制的 U-Net 变体，能够更专注于图像中的关键区域，提高分类任务的准确性。3D

U-NetS 专门为处理三维医学图像（如 CT 或 MRI 扫描）设计的 U-Net 变体，能够更好地处理体积数据。U-Net 的结构使其在提取肿瘤特征方面尤为有效，这有助于提高分类的准确性和可靠性。U-Net 及其变体可以适应不同类型的医学图像，包括内窥镜图像、超声图像和放射图像。尽管 U-Net 在分割和分类方面表现出色，但其模型复杂性可能导致计算成本较高。和其他深度学习模型一样，U-Net 及其变体需要大量标注数据进行有效训练。

3. 残差网络（ResNet）

残差网络（ResNet）是一种革命性的深度学习架构，它通过引入残差连接（或跳跃连接）来解决深层网络训练中的退化问题。在胃癌图像分类等复杂的医学图像处理任务中，ResNet 展现了其独特的优势。一是残差连接的作用，在深层网络中，ResNet 的残差连接帮助避免了梯度消失问题，使得更深层次的网络可以有效训练。残差连接促进了信息在网络中的流动，使得深层网络能够保留低层特征信息，这对于精确识别和分类复杂图像至关重要。二是 ResNet 能够有效提取胃癌图像中的复杂特征，如肿瘤的纹理、形状和边界特征。由于其强大的特征提取能力，ResNet 可以识别和分类不同阶段和类型的胃癌，这对于精准诊断和治疗规划至关重要。根据需要，可以调整 ResNet 的深度（层数）和宽度（每层的神经元数量），以优化其在特定任务上的表现。将注意力机制与 ResNet 结合，可以进一步提高模型对关键区域的关注，提高分类的精确性。相比于传统的浅层网络，ResNet 通过更深层次的结构提取更丰富的特征，这在处理复杂的医学图像时尤为重要。ResNet 的结构使其在训练和预测时表现出更强的性能和稳定性，尤其是在处理大规模的医学图像数据集时。通过解决梯度消失问题，ResNet 加速了深层网络的训练过程，使得深度学习在医学图像分类中的应用变得更加可行。

4. 注意力机制

注意力机制（如 Attention U-Net）是近年来深度学习领域的一个重要突破，特别是在医学图像处理中。它通过使模型聚焦于图像的关键部分来提高性能，在胃癌图像分类中具有巨大的潜力。注意力机制的应用可以极大地提升模型的准确性和效率，使模型能够集中处理图像中最重要的部分，如肿瘤区域，而忽略不相关的区域。通过学习图像中哪些特征是关键的，注意力机制能够适应性地调整其特征响应，提高模型的识别能力。在 Attention U-Net 中，注意力机制结合了图像分割和分类任务，帮助模型在执行分类之前更准确地分割出肿瘤区域。它能够更细致地捕捉肿瘤的特征，如边界、纹理和内部结构，从而提高了分类的准确性。通过集中注意力于肿瘤区域，模型能够减少背景噪声和非相关结构的干扰，从而提高了分类的准确性。注意力机制使模型能够更加精确地识别不同类型的胃癌，为个性化治疗提供了重要依据。与传统的静态图像处理方法相比，注意力机制提供了一种动态的方式来分析和理解图像。通过聚焦于最重要的部分，注意力机制确保了模型的计算资源被高效利用。此外，注意力图可视化提供了一种解释模型决策的方式，使医生能够理解模型为何特别关注图像的某些区域。这为医生提供了更深入的理解，有助于提高医生对模型输出的信任度，并促进临床决策的制定。

（二）深度学习模型相对于传统方法的创新和改进

1. 多层次特征抽象

深度学习模型，特别是多层的卷积神经网络（CNN），在胃癌图像分析中的作用至关重要。这些模型能够自动学习和抽象出从低级到高级的多层次特征，从而捕捉胃癌图像中的复杂模式。这种能力对于早期发现和准确诊断胃癌至关重要。深度学习模型通过多层次特征抽象可以有效地识别肿瘤与正常组织之间微妙的差异。在胃癌图像中，这些差异可能非常微小且难以察觉，但是深度学习模型能够通过逐层学习并结合全局和局部信息来捕捉这些差异。通过在多个层次上提取特征，模型可以从图像中学习到更加抽象和高级的表示，这些表示对于区分肿瘤和正常组织之间的细微差异至关重要。多层的卷积神经网络在胃癌图像分析中能够提高准确性和灵敏度。由于胃癌图像可能包含大量噪声和干扰，传统的图像分析方法往往难以有效地处理这些情况。而深度学习模型通过多层次的特征抽象和学习，可以更好地区分肿瘤和正常组织之间的特征，并且对于变化和噪声具有一定的鲁棒性。深度学习模型还可以从大量的胃癌图像数据中学习到潜在的特征和模式，从而提高其泛化能力和适应性。通过在大规模数据集上进行训练，模型可以学习到更加普遍和通用的特征表示，从而在新的图像数据上表现更好。

2. 自动特征提取

自动特征提取是深度学习模型的一个重要优势，它使得模型能够自动从数据中学习并提取出最相关的特征，减少了对专家进行手动特征标注和提取的依赖。这在大规模图像数据处理中尤为重要，特别是在医学影像分析领域。自动化特征提取不仅显著提高了数据处理速度，而且对于临床环境中快速诊断是至关重要的。自动特征提取消除了对专家进行手动特征标注的需求，从而节省了大量的时间和人力成本。在传统的机器学习方法中，特征工程通常需要专业知识和经验来确定哪些特征对于解决特定问题是最有用的。而深度学习模型能够自动从数据中学习到最具代表性的特征，无须人为干预，大大简化了特征选择和提取的过程。自动特征提取可以更好地适应不同类型和不同规模的数据集。深度学习模型通过层层堆叠的神经网络结构，可以在不同层次上提取到不同抽象级别的特征。这种多层次的特征表示能够更好地捕捉数据中的复杂模式和结构，从而提高了模型的泛化能力和适应性。自动特征提取显著提高了数据处理速度，这对于临床环境中快速诊断非常关键。在医学影像分析中，通常需要处理大量的图像数据，而深度学习模型能够快速而准确地从这些数据中提取出关键特征，为医生提供及时的诊断结果和治疗建议。这种自动化的数据处理过程大大提高了临床工作效率，有助于加快患者的诊断和治疗过程，提高医疗服务的质量和效率。

3. 高性能的图像识别

高性能的图像识别是深度学习模型在医学图像分析中的一个显著优势，特别是在处理高度异质和复杂的医学图像时，如多阶段或不同亚型的胃癌图像。深度学习模型，如卷积神经网络（CNN）及其变体，在图像识别和分类任务上展现出了卓越的性能，远超传统图像处理技术。深度学习模型对于处理高度异质和复杂的医学图像表现出了更高的准确性。通过对大量的医学图像数据进行训练，深度学习模型能够学习到图像中的复杂模式和特征，从而实现更准确的图像分类和识别。在胃癌图像分析中，深度学习模型能够有效地区分不同亚型和不同分期的胃癌，为临床诊断提供更可靠的支持。深度学习模型实现了端到端学习，从原始图像直接到分类结果的端到端学习。这简化了整个处理流程，并减少了信息在处理过程中的丢失。端到端的方法允许模型在一个统一的框架内完成所有任务，减少了模块间的不一致性和复杂性，提高了整体的效率和性能。深度学习模型具有较强的适应性和灵活性。通过对不同类型的胃癌进行训练，包括各种亚型和分期，这些模型能够适应不同的临床情况和医学图像的特点。此外，深度学习模型可以处理来自不同成像技术（如内窥镜、CT、MRI）的图像，具有广泛的适应性和应用范围。

三、人工智能驱动的胃癌分析的未来方向

（一）人工智能在胃癌图像分析方面的未来展望

首先，深度学习算法的进一步优化将是未来的重要方向。研究人员将继续开发出更加先进和高效的深度学习架构，如改进的卷积神经网络和残差网络，专门针对处理复杂的胃癌图像。针对胃癌图像的特点，如肿瘤的多样性和复杂性，将开发订制化的深度学习模型，以提高对细微病变的检测能力。

其次，多模态数据融合将成为未来的趋势。除了图像数据外，将临床信息（如患者病史、实验室测试结果）融入 AI 模型，提供更全面的诊断视角。开发能够处理和分析来自不同成像技术的数据的 AI 系统，例如结合内窥镜图像和 CT 扫描结果，以提供更全面的肿瘤评估。

个性化和精准医疗将成为未来的发展方向。利用 AI 分析患者的图像和临床数据，为每个患者提供订制化的治疗建议，从而推动精准医疗的实现。

AI 模型可用于评估治疗反应、预测疾病进展和计算复发风险，为长期病情管理提供支持。

另外实时分析和辅助决策将成为未来的重要应用场景。将 AI 模型集成到临床诊断设备中，提供实时图像分析和诊断建议，加快诊断过程并提高其准确性。开发集成的决策支持系统，帮助医生在复杂的临床情况下做出更明智的决策，特别是在处理不确定或边缘病例时。

（二）可以进一步提高准确性和效率的潜在新技术、算法和方法

自适应和可解释的 AI 模型：开发可以自动调整其参数以适应不同成像条件和肿瘤特性的模型，从而在各种情况下都保持高准确度。实现更透明的 AI 决策过程，例如通过可视化技术展示模型如何识别和分类肿瘤，以增加医生和患者对 AI 诊断的信任。在其他大型数据集（如皮肤癌或乳腺癌图像集）上预训练模型，然后对其进行微调以适应胃癌图像的特点。通过迁移学习和领域适应技术，将模

型从一个领域（如通用图像识别）迁移到胃癌诊断领域，加快模型的学习速度和提高其性能。使用 GAN 生成逼真的医学图像，尤其是在某些类型的胃癌图像稀缺的情况下，增强训练集并提高模型的泛化能力。通过 GAN 生成的合成数据可用于测试和验证模型的性能，不依赖于实际的患者数据。通过分布式学习框架，可以在保护个人隐私的同时利用来自不同医疗机构的数据，从而创建更全面和多样化的训练集。这种方法符合隐私保护和数据安全的法律法规，如欧盟的通用数据保护条例（GDPR）。量子计算有潜力极大的加速 AI 模型的训练过程，特别是在处理庞大的医学图像数据集时。在量子计算的帮助下，可以更高效地处理和分析复杂的医学图像，打开 AI 在医学图像分析中新的应用前景。

第六章 人工智能未来展望

第一节 人工智能在医学领域的未来影响

一、医疗保健人工智能的预测和趋势

（一）人工智能在医疗保健中应用的当前预测和新趋势

AI 使得基于个体的遗传信息、生活习惯和环境因素来订制治疗方案成为可能，这对于治疗效果和副作用的管理至关重要。

在癌症治疗领域，AI 能够帮助医生选择最有效的治疗方法，如针对特定遗传变异的靶向治疗。

AI 在诊断影像学中的应用，如自动分析 X 光片、CT 扫描和 MRI 图像，能够快速识别病变，减轻放射科医生的工作压力。

AI 系统能够整合患者的医学历史和实时数据，提供治疗建议，帮助医生做出更准确的临床决策。

结合智能穿戴设备，AI 可以持续监测患者的健康状况，如心率、血压和血糖水平，及时发现健康问题。

AI 驱动的虚拟助手可以提醒患者服药、安排体检，并提供健康生活方式的建议。

AI 可以加速药物分子的设计和筛选过程，帮助科学家发现新的药物候选分子。

AI 能够在临床试验设计中预测药物的效果和副作用，优化试验流程。

AI 可以分析大量数据，如搜索查询和社交媒体内容来预测疾病爆发和传播趋势。

AI 在流行病学研究中的应用可以帮助制定更有效的公共卫生策略和应对措施。

（二）这些趋势如何塑造医疗和保健服务的未来

AI 提供的数据分析和诊断建议将大幅提高医疗决策的速度和准确性，尤其在复杂病例的处理上。

自动化的诊断流程减轻了医生的工作压力，使他们能够把更多时间和精力投入患者护理和复杂医疗决策中。

AI 作为辅助工具，提供关键信息和分析，帮助医生更好地解释医疗情况和治疗方案，增强医患之间的信任和沟通。

基于 AI 的分析，医生可以为每位患者订制更精准的治疗计划，满足个体化医疗的需求。

AI 使远程医疗服务成为可能，特别是在偏远和资源受限的地区，患者可以获得及时的医疗咨询和诊断。

借助智能设备和应用，患者可以更有效地管理自己的健康状况，如监测慢性病症状和调整生活习惯。

AI 能够通过分析健康数据识别疾病风险因素，实现疾病的预防和早期干预，降低整体医疗成本。

通过持续监测和分析，AI 可以在病情恶化前提供警告，有助于及时干预和治疗。

AI 在处理大量健康数据方面的能力将使其成为控制传染病和流行病的关键工具。通过分析健康数据和流行病学研究，AI 可以帮助政策制定者制定基于证据的公共卫生策略和应对措施。

二、医疗人工智能的潜在突破和创新

（一）人工智能在医学中的潜在突破和创新用途

人工智能（AI）在医学领域的应用正迅速扩展，展现出巨大的潜力和多种创新用途，在个性化治疗方案的制订中，AI 能够分析患者的遗传信息、生活习惯、病史和实时生理数据，提供一个全面的健康画像。基于这些信息，AI 可以帮助医生为每位患者制订特定的、个性化的治疗方案，包括药物选择和剂量调整。AI 通过高效分析医学图像和生物标记，能够识别疾病的早期迹象，特别是在肿瘤学、心脏病学等领域。这种早期诊断能力对于提高治疗成功率和降低死亡率至关重要。虚拟健康助手和自动护理系统，AI 驱动的虚拟健康助手可以不间断地监测患者的健康状况，如心率、血糖水平，甚至可以通过语音交互提供医疗建议。这些系统对于老年人和慢性病患者的自我管理极为有用，可提高他们的生活质量和自主性。

手术机器人和自动化手术：AI 指导下的手术机器人能够以超越人类手术医生的精确度执行复杂手术，降低手术中的风险。自动化手术通常是微创的，可以加速患者术后恢复。

AI 在药物筛选和临床试验设计方面的应用可以显著缩短药物研发的周期，降低相关成本。通过预测药物效果和副作用，AI 有助于提高药物开发的成功率。

（二）创新如何改变患者护理、诊断和治疗计划

AI 的集成应用不仅限于诊断过程。通过对患者历史数据、实时生理监测和环境因素的深入分析，AI 能够提供个性化的健康管理建议和预防措施。这种数据驱动的护理方法能够大幅提高护理的准确性和效率，特别是在处理慢性疾病和长期健康管理方面。

利用 AI 的图像识别和自然语言处理能力，可以在复杂病例中提供更为精确的诊断支持，减少因人为判断失误导致的诊断错误。

AI 系统能够识别出微小的、常人难以察觉的图像变化，提高早期疾病检测的准确率。

AI 技术可以实现对大量医疗信息的快速处理和分析，从而加速疾病的诊断过程，确保患者能够及时获得必要的治疗。在紧急医疗情况下，如心脏病发作或中风，AI 系统能够快速分析患者的症状和医学影像，协助医生迅速做出治疗决策。

AI 技术的发展促进了远程医疗和健康监测系统的普及，使得患者能够在家中就接受持续的健康监测和管理。通过分析来自可穿戴设备的数据，AI 可以提供实时的健康反馈和干预建议，帮助患者控制慢性病症状，优化生活习惯。

AI 系统能够分析和学习大量的治疗案例和结果，识别出最有效的治疗方案。

通过对不同患者反应的个体差异进行分析，AI 可以帮助医生为每位患者量身定制治疗计划，提高治疗的成功率和患者满意度。

三、道德考虑和政策影响

（一）解决在医疗保健中使用人工智能带来的道德考虑和挑战

隐私和数据保护是使用 AI 时必须优先考虑的问题之一。保护患者的个人数据不被滥用是至关重要的。为此，所有 AI 应用都必须严格遵循相关的数据保护法律和规定，如欧洲的《通用数据保护条例》（GDPR）。采用先进的加密技术和数据匿名化处理手段可以确保数据在存储和传输过程中的安全。同时，在数据分析时需要实施严格的数据访问控制机制，以确保只有授权人员才能访问敏感医疗数据。

推动可解释性 AI 研究是解决道德挑战的另一个重要举措。开发能够提供其决策逻辑和过程的模型，使医生和患者能够理解和信任 AI 的决策。为医生和患者提供 AI 决策的明确依据，包括使用的数据、模型的选择和推理过程，可以增加对 AI 系统的信任度。此外，确保训练数据集的多样性和代表性，覆盖不同人群、疾病类型和临床情况，可以减少算法偏见的发生。另外实施定期的模型审查和校正流程是确保 AI 系统决策公正和无歧视的重要措施。通过识别和修正可能的偏见和不公平性，可以确保 AI 系统的决策是基于客观的数据和信息，而不是受到人为因素的影响。

制定明确的法律框架和指导原则也是解决道德挑战的关键步骤之一。这些法律框架和指导原则应该界定在 AI 辅助诊断或治疗过程中发生错误时各方（包括 AI 提供商、医生、医疗机构）的责任和义务。

此外，考虑为 AI 应用引入专门的责任保险，以应对可能的医疗事故和纠纷，可以更好地保护患者和医疗服务提供者的权益。

（二）讨论围绕医学人工智能的潜在政策影响和监管考虑

随着人工智能（AI）技术在医疗保健领域的快速发展和应用，围绕医学人工智能的政策影响和监管考虑变得日益重要。应制定针对医疗 AI 应用的全球性或地区性技术标准，包括数据处理、模型训练、性能评估等方面的标准，以确保各种 AI 系统的互操作性和可靠性。通过认证程序评估 AI 系统的安全性、有效性和准确性，确保它们在实际医疗环境中的应用达到既定的标准，认证也可以帮助建立医疗机构和患者对 AI 系统的信任。

鼓励计算机科学、医疗、伦理学和法律等领域的专家合作，共同研究和解决医学 AI 的技术、伦理和法律问题；创建跨学科的知识共享平台，促进最佳实践、研究成果和经验的交流，加速医学 AI 技术的创新和应用。

明确政府机构、行业协会和医疗机构在医学 AI 监管中的责任和角色，确保监管措施的有效实施。制定灵活的监管框架，既要支持医学 AI 技术的创新和发展，又要确保患者安全和数据隐私得到充分保护。随着 AI 技术的迅速进步，监管政策和框架需要具有适应性，能够及时响应新的技术变化和挑战。

通过公众教育活动提高社会对医学 AI 技术、潜力和挑战的认识，消除误解和恐惧。鼓励公众参与有关医学 AI 应用的伦理和政策讨论，确保政策制定过程中考虑到患者和公众的声音和需求。通过公开讨论医学 AI 的应用案例、成功故事和潜在风险，增强社会对 AI 在医疗保健中应用的透明度和理解。

第二节　强化医疗设备的安全性和合规性

一、人工智能在提高医疗器械安全方面的作用

（一）人工智能如何有助于提高医疗设备的安全性

实时性能监控：AI 系统不仅监控医疗设备的基本性能参数，还能深入分析设备运行的复杂模式和趋势，实时识别出微小的性能偏差或异常，这些可能在早期阶段对人类操作员不明显。通过对设备性能数据的实时监控和分析，AI 能够预测设备可能出现的问题和故障，使得维护工作可以从被动的故障修复转变为主动的预防性维护，有效地避免设备故障对医疗服务的影响。AI 可以根据每台设

备的使用历史和性能特点，制订个性化的维护计划，确保设备在最佳状态下运行，同时优化维护资源的使用。AI 系统能够从每次维护活动中学习，不断优化维护决策过程。随着时间的积累，这将显著提高维护效率和设备的整体可靠性。

通过分析设备的使用模式，AI 可以识别出潜在的使用不当或错误操作，这些行为可能会增加患者安全风险或降低设备性能。在检测到潜在的风险或错误操作时，AI 系统能够即时向操作人员提供反馈和警告，甚至在必要时自动调整设备设置或操作模式，以避免潜在的安全事件。

AI 还能够通过分析大量的设备使用数据和患者反馈，识别出设备设计中的潜在缺陷或不足之处，为设备的持续改进提供宝贵的信息。

（二）人工智能在监控、预测和预防设备故障方面的作用

故障预测：随着医疗设备的智能化和数字化程度不断提高，大量的数据被生成和记录。这些数据不仅包括设备的运行日志和性能指标，还包括与设备运行环境相关的信息。AI 系统通过机器学习和深度学习算法，能够充分利用这些数据进行高级数据分析，从而提高对医疗设备故障的预测能力。机器学习算法可以应用于医疗设备的历史数据，通过学习设备正常运行状态的模式和趋势，建立预测模型。这使得系统能够在设备运行期间监测和识别与正常模式不符的微妙模式，从而提前发现潜在的故障迹象。例如通过监测某些性能指标的异常变化，系统可以识别出可能导致设备故障的趋势，为及时采取维修和保养措施提供了有力的支持。深度学习算法在处理医疗设备数据方面展现出强大的潜力。深度学习模型能够自动提取和学习数据中的复杂特征，进一步提高了对微妙模式和趋势的敏感性。通过使用深度学习技术，AI 系统可以更准确地识别可能导致故障的模式，甚至在数据非常复杂或高度动态的情况下也能取得良好效果。故障预测的过程中，AI 系统不仅能够识别潜在的故障，还可以提供关于可能原因和解决方案的信息。这使得医疗机构能够采取预防性的维护措施，降低设备故障的风险，提高医疗设备的可用性和稳定性。

1. 故障原因分析

在医疗设备管理中，AI 系统通过对故障发生前后的大量数据进行分析，能够深入洞察故障的根本原因。这种深入洞察不仅包括简单地识别故障的表面症

状，还能够追溯到潜在的设计缺陷、操作失误或外部环境因素等多方面的因素。这为采取具体的改进措施提供了有力的依据。首先，AI 系统可以通过对故障前的设备运行数据进行分析，识别可能存在的设计缺陷。通过比较正常运行状态和故障发生时的数据差异，系统能够指示可能导致故障的特定设计问题。这有助于制造商在未来的设备设计中避免相似的问题，提高产品质量和可靠性。其次，对操作失误的深入洞察也是 AI 系统的强项。通过分析操作日志和用户行为数据，系统能够检测出操作中的潜在错误或不规范行为，为培训和改进操作流程提供指导。这有助于减少人为因素对设备性能的影响，提高操作的稳定性和可靠性。此外，AI 系统还能够分析外部环境因素对设备性能的影响。例如温度、湿度等环境条件的波动可能导致设备性能的变化。通过识别这些外部因素，系统可以为设备在不同环境中的适应性提供改进建议，确保设备在各种条件下都能够稳定运行。故障原因分析的结果可以反馈给设备设计和制造团队。这种反馈机制使得团队能够及时了解设备在实际运行中面临的问题，有针对性地进行改进。通过落实持续的改进措施，医疗设备可以不断优化其性能，提高可靠性和安全性，同时满足不断发展的医疗需求。

智能故障诊断是 AI 系统在医疗设备管理中的一项重要功能，它能够快速而准确地识别设备的故障，提供相应的维修建议，实现高效自动化的维修流程。智能故障诊断是 AI 系统在医疗设备管理中的一项创新性功能，通过快速识别故障迹象，迅速准确地诊断设备的具体故障类型。相比传统的故障诊断方法，这种智能诊断具有更高的速度和准确性，大大减少了诊断所需的时间和努力。AI 系统通过实时监测设备的运行状态和性能指标，能够迅速地捕捉到任何与正常运行不符的迹象。通过分析这些迹象，系统可以快速判断设备是否存在故障，并定位到具体的故障类型。这种实时监测和快速诊断的组合，使得在故障发生时能够及时采取措施，减少了设备因故障而导致的损失。一旦 AI 系统诊断出具体的故障，它能够提供详细的维修建议。这包括识别需要更换或修理的具体零部件，以及提供维修的步骤和指南。这种个性化的维修建议能够帮助维修人员更有效地进行修复工作，减少了维修过程中的试错时间，提高了维修的准确性。AI 系统还可以自动触发整个维修流程，它可以通知维护人员关于故障的详细信息，预订所需的维修部件，并安排最合适的维修时间。这种自动化流程极大地提高了维护效率和响应速度，减少了设备的停机时间，确保了医疗设备的稳定运行。

二、合规标准和人工智能集成

（一）检查人工智能技术如何与现有医疗设备合规标准保持一致

人工智能（AI）在医疗领域的应用前景无疑是令人兴奋的，但同时也带来了一系列挑战，其中包括确保医疗设备的安全性和合规性。本节将重点探讨如何确保人工智能在医疗设备中的合规标准和集成。

首先，要确保人工智能技术与现有医疗设备的合规标准保持一致。这意味着需要对医疗设备的设计、开发、测试、生产、销售和售后服务等环节进行全面的质量管理，遵循 ISO 13485 等标准。对于集成人工智能的医疗设备而言，质量管理体系应该涵盖整个产品生命周期，以确保设备的安全性和可靠性。其次，数据保护是确保人工智能集成医疗设备合规性的关键因素之一。在开发和应用 AI 系统时，必须严格遵守数据保护法规，采取综合的数据保护措施。这包括加密、匿名化以及对数据访问的严格控制和审计。随着 AI 系统的学习和进化，其数据处理方式可能发生变化，因此需要定期重新评估数据保护措施，以确保其符合最新的法律法规要求。另外，风险管理是确保人工智能集成医疗设备合规性的另一个重要方面。对于 AI 集成的设备，需要识别和评估与 AI 技术相关的特定风险，例如算法偏差、数据质量问题等，并采取相应的控制措施。这可能涉及对算法的验证，以及对数据来源和质量的监控。此外，监管机构和行业组织在确保人工智能集成医疗设备合规性方面发挥着关键作用。他们需要制定明确的指南和标准，以指导医疗设备制造商和开发者确保其产品符合法律法规和行业标准。

（二）讨论整合人工智能以满足监管要求的挑战和机遇

1. 挑战

（1）快速变化的技术环境

在快速变化的技术环境中，监管滞后问题已经成为医疗 AI 技术发展的一个显著障碍。随着人工智能技术的迅猛发展，现有的监管框架无法及时跟进，导致了监管滞后的现象。这种滞后不仅对医疗 AI 技术的创新和应用构成了挑战，同时也可能对患者产生未被充分评估的潜在风险。监管滞后可能影响医疗 AI 技术的创新和发展。由于监管机构无法及时更新相关法规和标准，医疗 AI 公司可能面临着在不确定监管要求的情况下进行研发和推出产品的挑战。这可能导致一些有潜力的技术未能充分发挥其作用，因为公司可能因监管不明确而选择保守策略，避免潜在的法律责任。监管滞后带来患者风险，在没有充分监管的情况下，一些医疗 AI 技术可能未经充分验证和评估就被引入临床实践。这可能导致技术的不准确性、不稳定性或潜在的安全隐患未被发现，从而给患者带来潜在的健康风险。患者可能无法获得足够的信息来了解医疗 AI 技术的潜在风险和益处，从而削弱了其在医疗决策中的知情权。解决监管滞后问题的一个可能途径是建立更加灵活和迅速响应变化的监管机制。监管机构可以采用更加敏捷的方法，与科技公司紧密合作，及时了解新技术的发展，并制订相应的监管政策。此外，建立跨学科的专家团队，能够深入了解医疗 AI 技术的复杂性和潜在影响，为监管决策提供更全面的信息。

（2）复杂的监管路径

在医疗 AI 领域，跨国公司必须同时遵守不同国家和地区的监管要求，这为其带来了复杂的监管路径。这种跨国监管的复杂性不仅增加了合规成本，还延长了市场准入的时间和提高了整个部署过程的复杂度。不同国家和地区的监管机构可能对相同的医疗 AI 应用设定不同的评估标准和流程，给全球部署带来了额外的挑战。跨国公司需要投入大量的资源以确保其医疗 AI 产品符合各个国家和地区的不同监管标准。这涉及了对各种法规、规范和流程的深入了解，以确保公司的产品在不同地方都能符合要求。这不仅增加了公司的合规成本，还可能导致在不同市场之间存在较大的市场准入时间差异。不同国家和地区的监管机构可能对医疗 AI 应用的评估标准存在差异，这增加了公司在全球范围内部署的复杂性。公司可能需要适应不同监管机构的要求，订制产品以满足各个市场的监管标准。这不仅增加了开发和部署的复杂性，还可能影响产品的一致性和全球推广的效率。建立更为协调的国际监管框架，国际监管机构和政府可以加强协作，制定更统一的监管标准和流程，以减少跨国公司在全球范围内遵守不同规定的负担。此外，采取更加灵活的战略，通过与当地合作伙伴建立战略性合作关系，以更好地适应和遵守不同地区的监管要求。

（3）证据标准的不确定性

在医疗 AI 领域，证据标准的不确定性带来了临床验证的挑战。确定哪些临床证据足以支持 AI 应用的安全性和有效性仍然是一个尚未解决的问题。特别是对于那些采用非传统算法和数据集的应用，如何设计临床试验以及如何解释结果尚无统一标准。采用非传统算法和数据集的医疗 AI 应用可能面临临床验证的困难。传统的临床试验设计和评估框架可能无法充分考虑到这些应用的特殊性。例如某些 AI 算法可能基于大规模数据集和深度学习技术，而传统的随机对照试验可能无法完全适应这种情况。因此，如何设计适应非传统算法的临床试验成为一个亟待解决的问题。解释和评估临床试验的结果也存在不确定性，由于医疗 AI 应用通常涉及复杂的算法和大规模的数据，解释其在临床试验中的效果变得更加复杂。如何确保临床试验的结果能够被医学社区充分理解和接受，以支持安全性和有效性的论断，需要建立更为统一和适应性的解释标准。跨学科的合作和共同努力，临床医生、数据科学家、统计学家和监管机构之间的密切合作将有助于建立更具适应性和可接受的临床验证标准。建立开放的学术和行业合作平台，促进对于非传统算法和数据集的共同研究和经验分享，也是解决这一问题的重要步骤。

2. 机遇

监管沙箱作为一种创新的监管方法，为医疗 AI 技术的实验和验证提供了受控的环境。这一方法的关键优势在于其能够实现快速验证与反馈，对医疗 AI 技术的发展和监管审批流程产生积极影响。监管沙箱为创新技术提供了一个受控环境，使得实验可以在模拟真实医疗场景的同时不对真实患者造成风险。在这个受控的环境中，医疗 AI 技术可以进行快速的实验，收集临床数据和用户反馈。这不仅有助于验证技术的性能和效果，还能够及时发现潜在的问题和改进的空间。监管沙箱的使用加速了监管审批流程。通过在受控环境中进行实验和验证，监管机构可以更迅速地获取关于医疗 AI 技术性能和安全性的信息。这种快速验证与反馈的机制使得监管审批流程更加高效，有助于医疗 AI 技术更快地进入实际应用阶段。监管沙箱的建立也为监管机构提供了更多了解和熟悉新技术的机会。通过在沙箱中与创新技术进行互动，监管机构能够更深入地理解技术的特点、潜在应用场景和可能的风险。这有助于监管机构更全面、准确地评估和监管医疗 AI 技术。

国际合作与标准化的推动为医疗 AI 领域的监管带来了积极的影响。通过国际合作，不同国家和地区可以共同制定统一的医疗 AI 标准，为技术的全球应用和部署提供了基础。国际标准化有助于简化监管流程。通过制定一致的标准，监管机构可以更容易地评估医疗 AI 技术是否符合全球认可的标准。这简化了监管流程，使得医疗 AI 技术更容易在不同国家和地区得到批准和应用。国际合作促进了技术的全球应用和部署。统一的标准使得医疗 AI 技术能够更顺利地在国际市场上流通。这有助于推动技术的全球化，使得先进的医疗 AI 技术能够更广泛地服务于全球患者，促进医疗领域的国际合作。国际合作还为监管机构之间的经验和最佳实践共享提供了平台。不同国家和地区的监管机构可以通过合作交流经验，分享成功的监管实践，提高监管的效率和一致性。这种经验和信息的共享有助于各国监管机构更好地应对医疗 AI 技术快速发展带来的挑战。

AI 技术的应用为监管机构提供了一种有效的途径，以优化合规流程并提高监管效率。AI 可以在文档审查方面发挥重要作用。通过自动化文档审查的任务，AI 系统能够快速而准确地分析大量的文件和记录，确保医疗 AI 技术的相关文档符合规定要求。这不仅减轻了监管人员的工作负担，还提高了审查的效率和准确性。AI 在风险评估方面也发挥着关键作用。通过分析大量的数据和历史案例，AI 系统可以识别潜在的风险因素，并进行精准的风险评估。这有助于监管机构更全面地了解医疗 AI 技术的潜在风险，从而制定更有效的监管策略。AI 技术的应用还可以帮助监管机构进行合规性监控。通过实时分析医疗 AI 系统的运行数据和反馈信息，AI 系统能够迅速地发现潜在的合规性问题，并提供及时的警报和反馈。这有助于监管机构更快速地响应潜在的合规性挑战，确保医疗 AI 技术在符合规定的前提下安全可靠地运行。

三、人工智能在医疗器械风险管理中的案例研究

（一）预测性维护的深入分析

在医疗行业中，设备的可靠性和正常运行对于确保患者安全和提供高质量的医疗服务至关重要。一家大型医院面对的挑战是如何有效地管理其庞大的医疗设备库存，以预防意外故障，确保设备始终处于最佳运行状态。为了解决这个问

题，该医院转向了人工智能（AI）技术，特别是机器学习算法来实施预测性维护策略。该医院的 IT 部门与医疗技术供应商合作，开发了一个基于 AI 的系统，该系统能够实时收集和分析医疗设备的运行数据和性能日志。这些数据包括但不限于设备的使用频率、运行时长、温度读数、电池寿命指标以及任何错误代码或性能警告。利用深度学习和模式识别技术，AI 模型被训练来识别数据中可能表明设备即将出现问题的模式和趋势。这种方法不仅可以预测特定设备何时可能需要维护，还可以识别可能导致设备性能下降的更广泛趋势。

通过 AI 驱动的预测性维护，该医院显著减少了设备的意外停机时间。这确保了关键医疗设备，如 MRI 扫描仪、CT 机和心脏监护设备，能够在需要时正常运行，从而不会延误诊断或治疗。通过预测和提前解决小问题，避免了大规模和昂贵的修理。这不仅降低了直接的维护成本，也减少了由设备故障导致的间接成本，如取消或推迟患者预约的成本。通过减少故障和维修时间，设备的整体可用性和使用率得到了提高，使医院能够更高效地服务更多的患者。

尽管预测性维护带来了显著的好处，但实施过程中也遇到了挑战，包括确保数据质量、处理大量数据的技术需求，以及训练 AI 模型以准确识别故障模式。然而，随着技术的不断进步和医院对这些系统的进一步投资，预测性维护的能力有望进一步提高，为医院和患者提供更大的价值。

（二）实时监控和警报系统的深入分析

心脏疾病是全球领先的死亡原因之一，早期干预和实时监控对于提高患者的生存率至关重要。在这项创新研究中，研究人员开发了一个先进的 AI 系统，旨在通过实时监控心率和其他关键生命体征来提升心脏监护设备的效能。这个系统通过实时数据分析，能够迅速识别潜在的健康风险，并在情况恶化之前发出警报，从而使医疗团队能够及时采取必要的干预措施。该 AI 系统集成了多种生命体征监测技术，包括心率监测、血压和血氧饱和度等参数的追踪。通过利用深度学习算法，该系统能够分析从这些监测设备收集到的复杂数据，识别出正常范围之外的模式和趋势。一旦检测到异常，系统会立即通过医院的信息系统向相关的医疗团队发送警报，确保快速响应。与传统的监测系统相比，这一 AI 驱动的系统大幅提升了对患者状况变化的响应速度，使得医疗团队能够在关键时刻做出干预，从而挽救更多的生命。预防性医疗的实现，通过预测性分析和早期警报，该系统促进了向预防性医疗的转变，减少了紧急情况和重症监护室住院的需要。实时监控和警报系统显著提高了心脏病患者的安全水平，减少了由于监测延误或不足导致的不良事件。尽管该系统在提升心脏监护效果方面展现了巨大潜力，但在实施过程中也面临了一些挑战，包括数据隐私保护、确保系统的准确性和可靠性，以及将该系统与医院现有的信息技术基础设施集成。然而，随着技术的进步和对这些挑战的有效应对，实时监控和警报系统提供了改善医疗服务质量、提升患者安全以及促进医疗资源有效利用的重要机遇。

第三节　增强患者与设备的互动

一、人工智能在以患者为中心的医疗技术中的应用

1. 个性化治疗计划

AI 技术能够分析患者的电子健康记录、基因信息、生活习惯及环境因素等多维度数据，为医疗专业人员提供深入的洞察，帮助他们为每位患者制订更加精准和个性化的治疗方案。例如在肿瘤治疗领域，AI 算法可以通过分析患者的基因序列和肿瘤的生物标志物，预测特定药物或疗法对患者的反应，从而指导医生选择最合适的治疗方法。这种基于数据驱动的个性化治疗计划，不仅提高了治疗效果，也减少了不必要的副作用和医疗成本。

2. 智能健康助理

AI 技术的另一个重要应用是虚拟健康助理，它通过自然语言处理技术与患者进行交互，提供日常健康管理建议、疾病预防信息、药物提醒等服务。这些智能助理能够根据患者的个人健康数据和偏好，提供订制化的健康管理方案，帮助患者更好地管理自己的健康状况。例如对于糖尿病患者，智能健康助理可以根据患者的血糖记录、饮食习惯和运动量，提供个性化的饮食和运动建议，以及血糖管理策略，从而帮助患者有效地控制疾病。

3. 订制化的健康信息

AI 技术还能够提供针对患者特定健康状况的教育材料和健康建议。通过分析

患者的互动行为和反馈，AI 系统能够不断调整信息的内容和呈现方式，确保健康信息既个性化又易于患者理解。这种订制化的健康信息有助于提高患者的健康知识水平，增强患者对治疗计划的理解和信心，从而提高患者的依从性和参与度。

二、利用人工智能辅助设备增强用户体验

利用人工智能（AI）辅助设备增强用户体验是医疗技术发展的重要趋势之一。随着 AI 技术的融入，医疗设备不仅在功能性上得到了显著提升，用户体验也得到了极大的优化。

1. 实时健康监测与预警

AI 技术的应用使得医疗设备能够实时监测患者的生理参数，通过对这些数据进行复杂的分析和模式识别，系统能够迅速发现患者的生理状态是否处于正常范围。例如通过对心率、血压等指标的实时监测，AI 系统可以检测到异常波动或趋势，从而及时预警可能存在的健康风险。这种实时预警机制具有高度敏感性，能够在患者出现明显症状之前就提供预警信息。通过与大量患者数据的比较和分析，AI 系统能够识别出与潜在健康问题相关的模式，为医护人员提供及时而准确的预警信息。这不仅有助于患者及时接受医疗干预，还能够预防潜在疾病的恶化，提高治疗的成功率和患者的生存率。实时健康监测与预警在慢性病患者管理、术后监测、孕妇健康等方面具有广泛的应用。通过建立个性化的健康模型，AI 系统可以更准确地评估患者的个体差异，提供个性化的医疗建议和干预措施。这为医疗团队提供了有针对性的数据支持，提高了医疗决策的精准性和效果。

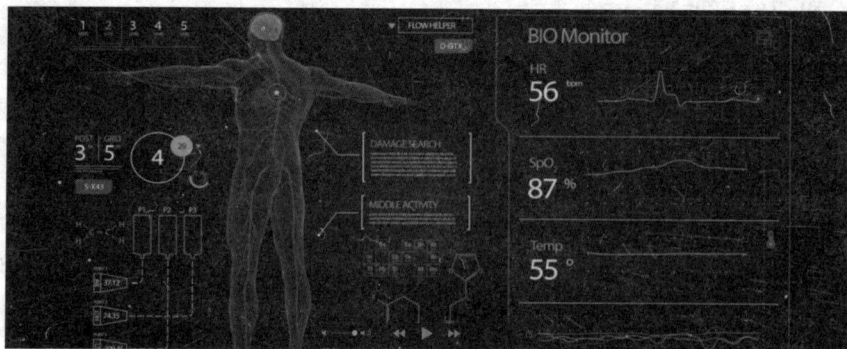

图 6-1　人工智能实时健康监测

2. 个性化用户界面和互动体验

机器学习算法的应用使得医疗设备能够学习患者的使用模式和个人偏好，从而订制更个性化的用户界面和交互方式。通过分析患者的操作历史和反馈信息，设备能够智能调整界面布局、功能设置和交互流程，使患者在使用设备时感到更加舒适和方便。这种个性化用户界面不仅关注操作的简便性，还着眼于提供符合患者需求的信息和服务。智能健康应用可以基于患者的健康状况、治疗计划和个人目标，为其订制个性化的健康管理计划。这包括营养建议、锻炼计划、药物提醒等方面的个性化服务，使患者能够更好地参与到健康管理中，提高治疗的效果和患者的生活质量。在互动体验方面，个性化的反馈和建议可以增强患者对医疗设备的信任感和依从性。设备可以根据患者的数据实时调整提供的建议，比如调整运动目标、推荐适宜的饮食方案等。这种个性化互动不仅增加了用户满意度，还有助于患者更好地理解和管理自己的健康状况。

3. 减少操作复杂性

AI 技术的引入在医疗设备中发挥了简化操作流程的重要作用。通过智能语音交互、图形界面的优化和自动化的操作流程，AI 辅助的医疗设备为患者提供了更为直观和友好的使用体验。这些技术创新降低了患者使用设备的门槛，使得患者可以更轻松地理解和应用设备功能，无须深入了解医学专业知识。智能语音交互使得患者能够通过简单的语音指令完成设备操作，无需复杂的按钮或菜单操作。这对于一些特定群体，如老年患者或不擅长使用技术的人群而言尤为重要。图形界面的优化通过直观的图像和图标呈现信息，使得患者能够更容易理解设备的状态和指示，降低了误操作的可能性。自动化的操作流程通过预设和智能化的设计，简化了设备的使用步骤。患者只须进行简单的操作，而设备可以自动完成复杂的计算、分析或监测过程。这样的设计大大减轻了患者的操作负担，提高了设备的易用性。

三、医疗技术的个性化和可及性

医疗技术的个性化是当前医疗领域中最重要的趋势之一，人工智能（AI）在这一过程中扮演着核心角色。AI 技术通过深度学习和大数据分析，能够为医疗提供者提供前所未有的洞察力，从而为每位患者量身定制治疗方案和健康管理计划。在精准医疗领域，AI 技术的应用已经开始改变传统的治疗方法，使治疗方案更加个性化。通过分析患者的遗传信息、生物标志物，以及详细的健康记录，AI 能够帮助医生识别每位患者对不同治疗方法的反应性。这种方法尤其在肿瘤治疗中表现出巨大潜力，AI 算法可以通过分析肿瘤的基因突变，预测哪种化疗药物或靶向治疗最有可能有效，从而避免使用效果不佳的治疗方案，减少患者的身体负担和治疗成本。此外，AI 技术在心血管疾病和糖尿病管理中的应用，也使得医生能够根据患者的具体情况，如血压、血糖水平、生活方式等因素，制订更加精准的治疗计划和预防措施。

AI 技术不仅在治疗方案的制订上发挥作用，还在日常健康管理方面提供个性化服务。通过分析患者的日常活动、饮食习惯和生理数据，AI 系统能够提供订制化的健康管理建议，如个性化的运动计划、营养指导和心理健康支持。这些建议基于患者的实际情况和反馈不断调整，以最大限度确保适用性和有效性。例如对于患有慢性疾病的患者，AI 系统可以根据患者的血糖记录、血压变化等数据，提供实时的健康管理和调整建议，帮助患者更好地控制疾病。对于正在恢复中的患者，AI 技术也能根据其恢复进度，提供适当的康复练习和生活方式调整建议。

第四节　教育和培训

一、医疗保健领域对专业人工智能教育的需求

随着人工智能（AI）技术在医疗保健领域的深入应用，对拥有 AI 知识和技能的医疗专业人员的需求正日益增长。这一需求不仅涉及基本的 AI 教育，更扩展至对专业和高级 AI 应用能力的追求。提高诊断和治疗效率，AI 技术在医疗领域的应用正变得越来越广泛，尤其是在影像诊断、病理分析等领域。例如 AI 算法能够在短时间内分析大量的医疗影像，帮助医生发现疾病迹象，甚至在早期阶段识别出癌症等严重疾病。为了有效利用这些先进工具，医疗专业人员不仅需要掌握 AI 技术的操作方法，还须理解其背后的原理，以及如何解读由 AI 系统提供

的结果。这要求医疗教育体系提供更深入的 AI 培训，包括数据科学、机器学习原理以及特定于医疗领域的 AI 应用。数据驱动的决策支持，在医疗决策过程中，AI 技术能够提供基于大数据分析的洞察，帮助医生做出更加精准和高效的决策。这种数据驱动的决策支持系统要求医疗专业人员能够熟练地使用 AI 工具，理解并解释 AI 系统提供的数据和建议。因此医疗保健领域迫切需要对医疗专业人员进行数据科学和 AI 应用的培训，以确保他们能够充分利用 AI 技术来优化诊疗过程。促进医疗服务创新，AI 技术开辟了医疗保健领域的新世界，从基于 AI 的诊断工具到智能化的患者监护系统，这些创新正在改变传统的医疗服务模式。为了推动这一进程，医疗专业人员需要具备跨学科的知识背景，包括计算机科学、生物医学工程以及临床医学等。此外，医疗创新还需要医疗专业人员具有创新思维和问题解决能力，这意味着医疗教育机构需要在培训课程中融入更多关于 AI 技术的应用案例和实践项目。

表 6-1 医疗保健领域对专业人工智能教育的需求

需求领域	专业人工智能教育需求
诊断和治疗	深度学习和模式识别的基础知识 医学图像处理和分析技术的培训 了解临床决策支持系统的设计和应用
数据分析和挖掘	数据科学和统计学的基础知识 医学大数据的处理和分析技能 面向医疗领域的机器学习和深度学习培训
患者管理和个性化治疗	个性化医疗方案的设计与实施 健康信息技术（Health IT）的运用 患者数据隐私和伦理的培训
人机交互和用户体验	医疗设备界面设计与优化 医疗 AI 系统与患者互动的培训 强调患者安全与用户友好性
伦理和法律框架	医学伦理和法规的基本原则 医疗 AI 应用的合规性与法律要求 伦理决策在医疗 AI 应用中的应用

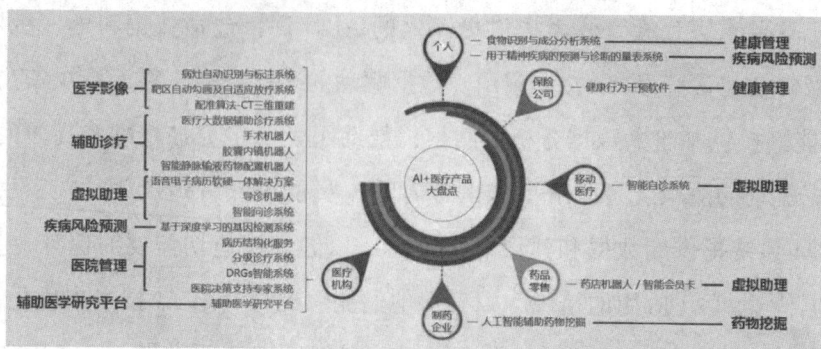

图 6-2　医疗保健领域人工智能教育

二、培养医疗专业人员的人工智能能力

在当今的医疗保健领域，随着人工智能（AI）技术的迅速发展，培养医疗专业人员的 AI 能力成了一项迫切的需求。为了应对这一挑战，医学院校和医疗机构正在采取多种措施，旨在将 AI 教育和训练融入现有的医疗教育体系中。整合 AI 课程和训练，医学院校正在积极地在其课程中整合 AI 相关内容，这包括机器学习、数据分析、计算机视觉等领域的知识。这种整合不仅涉及理论学习，还包括实验室工作和项目，以确保学生能够掌握 AI 技术的基本知识和应用技能。例如一些医学院已经开始提供专门的课程，教授如何使用 AI 工具进行疾病诊断和治疗计划的制订。此外，一些课程还涉及 AI 技术在患者数据管理和医疗服务优化中的应用。为了增强医疗专业人员将理论知识应用于实践的能力，许多医疗机构和教育机构正在采取实践项目和案例研究的方式。通过这种方式，医疗专业人员可以在真实或模拟的医疗场景中应用 AI 技术，解决实际的医疗问题。这种实践经验不仅有助于巩固他们的 AI 知识，还能够提升他们解决复杂医疗问题的能力。例如一些项目要求学生开发 AI 算法来分析医疗影像数据，以识别特定疾病的早期迹象。医疗 AI 的发展要求医疗专业人员不仅了解医学知识，还要掌握计算机科学和数据科学等领域的知识。因此，鼓励跨学科合作成为培养医疗专业人员 AI 能力的一个重要方面。通过医学、计算机科学和数据科学等学科之间的合作，医疗专业人员可以获得更全面的知识体系，从而更好地理解和应用 AI 技术。这种跨学科的教育模式不仅提升了学习者的技术技能，还促进了创新思维的发展。结合实际，整合具体实施方案如表 6-2：

表 6-2　医疗专业人员的人工智能能力培养实施方案

实施方案	描　述
整合 AI 课程和训练	在医学院校课程中整合 AI 相关内容，包括机器学习、数据分析和计算机视觉，提供实验室工作和项目，确保学生掌握 AI 技术的基本知识和应用技能
专门 AI 课程	开设专门的 AI 课程，教授如何使用 AI 工具进行疾病诊断和治疗计划的制订，包括 AI 技术在患者数据管理和医疗服务优化中的应用
实践项目和案例研究	采取实践项目和案例研究，让医疗专业人员在真实或模拟的医疗场景中应用 AI 技术，解决实际问题，项目要求学生开发 AI 算法分析医疗影像数据，以识别特定疾病的早期迹象
跨学科合作	鼓励医学、计算机科学和数据科学等学科之间的合作，培养医疗专业人员全面的知识体系，创设跨学科的教育模式，提升学习者的技术技能和促进创新思维

三、人工智能医学教育和培训的未来

人工智能（AI）在医学教育和培训中的作用日益增长，预示着未来医学教育将发生根本性的变革。随着技术的不断进步，医学教育和培训的未来将更加侧重于利用 AI 技术提高教学效率、个性化学习体验以及培养学生的创新能力和跨学科思维。

高度个性化的学习体验：AI 技术能够根据每位学生的学习进度、能力和偏好提供订制化的学习计划。通过分析学生的互动数据和学习成果，AI 可以实时调整教学内容和难度，确保学习效率最大化。未来，医学教育将更加依赖于 AI 技术来实现高度个性化的学习体验，从而满足不同学生的具体需求。虚拟和增强现实技术的广泛应用，虚拟现实（VR）和增强现实（AR）技术在医学教育中的应用将变得更加广泛。结合 AI 创建高度逼真的医疗模拟环境，让学生在没有风险的情况下进行手术训练、诊断实践和临床决策训练。这不仅能够提高学生的实践技能，还能够在模拟环境中测试和改进新的治疗方法。

数据科学和 AI 技能的强化教育：随着医学领域数据量的爆炸性增长，未来的医疗专业人员需要具备数据科学和 AI 的基础知识和技能。医学教育将强化对数据分析、机器学习和 AI 算法等方面的教学，以培养学生的数据驱动决策能力。这不仅有助于提高临床决策的准确性和效率，也是推动医疗创新的关键。

跨学科学习和合作：AI 医学教育的未来将更加强调跨学科学习和合作。医学生不仅需要掌握医学知识，还需要了解计算机科学、数据科学和工程学等领域的基本概念。通过鼓励医学、计算机科学和工程学等不同领域的学生和专家之间的合作，可以促进知识的交叉融合，推动医疗技术的创新和发展。

终身学习和持续教育：随着医疗技术和治疗方法的快速发展，医疗专业人员需要不断地学习和更新知识。AI 技术可以为医疗专业人员提供持续教育和终身学习的平台，通过提供最新的医疗研究成果、临床实践指南和技术更新，确保医疗专业人员的知识和技能始终处于行业前沿。

强调批判性思维和伦理考量：随着 AI 技术在医疗决策中扮演越来越重要的角色，医学教育将更加强调批判性思维的培养。学生不仅要学会如何使用 AI 工具，更重要的是要学会评估这些工具的适用性、可靠性和潜在的偏差。此外，医学教育将加强对医疗伦理的教学，尤其是与 AI 相关的伦理问题，如数据隐私、患者自主权和算法透明度等，确保未来的医疗专业人员能够在尊重患者权利和维护公平正义的基础上，合理地应用 AI 技术。

发展在线和混合学习模式：疫情期间远程教学已经展示了其潜力和挑战。AI 技术的进一步发展将使在线和混合学习模式更加高效和互动，为医学生提供更加灵活和丰富的学习体验。AI 驱动的模拟实验室和虚拟病例研究将成为医学教育的重要组成部分，使学生能够在安全的环境中进行实践操作和临床推理训练。在2020 年疫情时，达摩院联合阿里云研发了一套针对新冠肺炎的全新 AI 诊断技术，可以在 20 秒内对疑似案例的 CT 影像完成判读，分析结果的准确率可达 96%。据悉，这套技术率先在具有河南版"小汤山医院"之称的郑州岐伯山医院引入使用。微医推出了"新冠肺炎实时救助平台"，为民众提供在线义诊服务。"平安好医生"联合武汉市卫生健康委员会开通了电话义诊专线。此外，平安好医生携手松鼠 AI 启动了"24 小时在线义诊"项目，为防疫和教育保驾护航。"春雨医生"联合多家机构发起了免费在线义诊活动，重点围绕新冠肺炎疫情解答民众疑惑。"丁香医生"推出了"防范新型肺炎·湖北地区免费义诊"，并且开设了新冠肺炎谣言征集活动，推出谣言排行榜，曝光涉及新冠肺炎的不实消息，普及疫情防护知识，引导民众正确地进行自我防护。

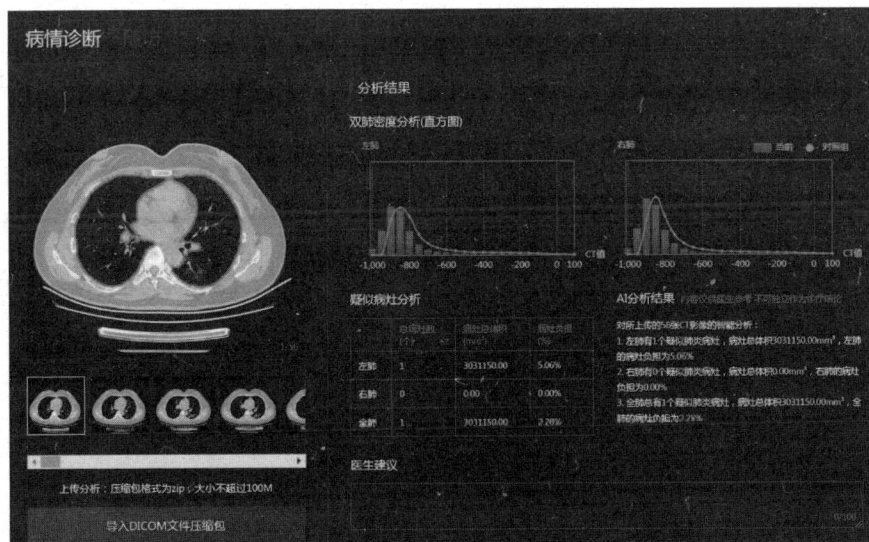

图 6-3　人工智能驱动分析病例

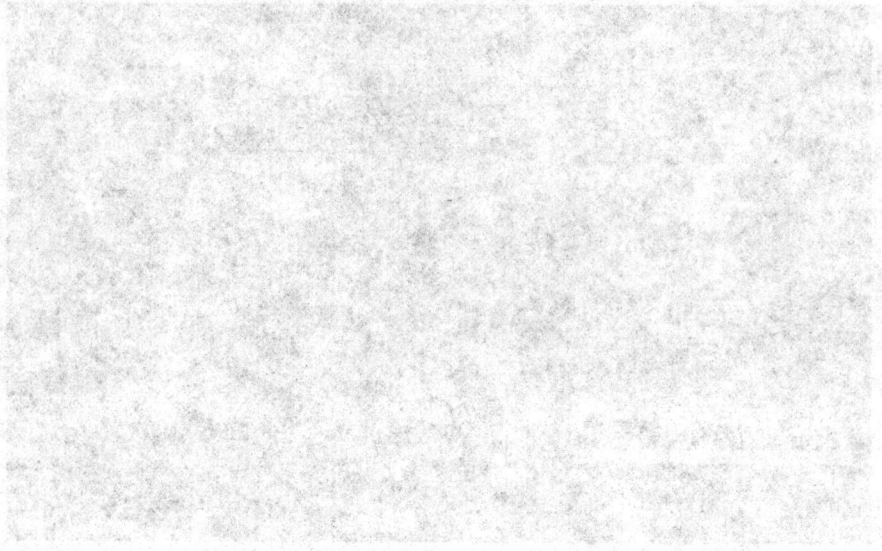